D1320260

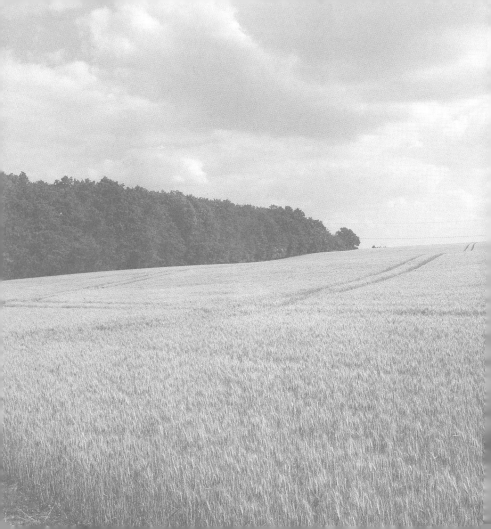

Aprende a combinar alimentos

Grupo ROBIN BOOK

Barcelona - México
Buenos Aires

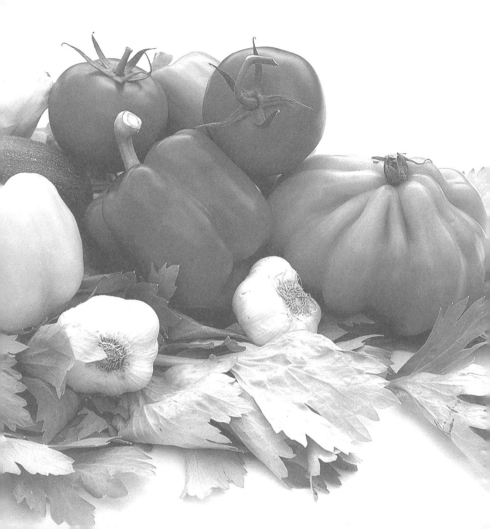

Aprende a combinar alimentos

Guía para una nutrición saludable

Julie Davenport

© 2010, Ediciones Robinbook, s. l., Barcelona

Diseño de cubierta e interior: Cifra (www.cifra.cc)

ISBN: 978-84-9917-067-1
Depósito legal: B-32.762-2010

Impreso por Egedsa, Rois de Corella 12-16,
08205 Sabadell (Barcelona)

Impreso en España - *Printed in Spain*

Índice

Introducción

Aprendemos a alimentarnos a temprana edad y pronto se convierte en una costumbre. Tostadas con mermelada, bocadillos de jamón y queso, empanadillas… Todos son apetitosos tentempiés de la infancia.

Romper con los hábitos adquiridos a lo largo de los años es algo que raramente ocurre de la noche a la mañana. Se requiere tiempo para reeducar el paladar y reflexionar acerca de los alimentos que hemos venido considerando como tales.

El hecho que estés leyendo este libro significa que estás preparado para someter a revisión tus hábitos alimentarios.

Permíteme abrirte el apetito mediante una lista de las mejoras más sustanciales que te esperan:

- Tu energía aumentará a pasos agigantados.
- Tus problemas digestivos, la indigestión y las flatulencias disminuirán.
- Tendrás un aspecto más juvenil.
- Tu sistema inmunológico se refortalecerá gradualmente.
- Perder peso te resultará más fácil. Puedes decir adiós a las dietas, al hambre y demás sufrimientos.
- Empezarás a sentirte más lúcido mentalmente y más jovial.

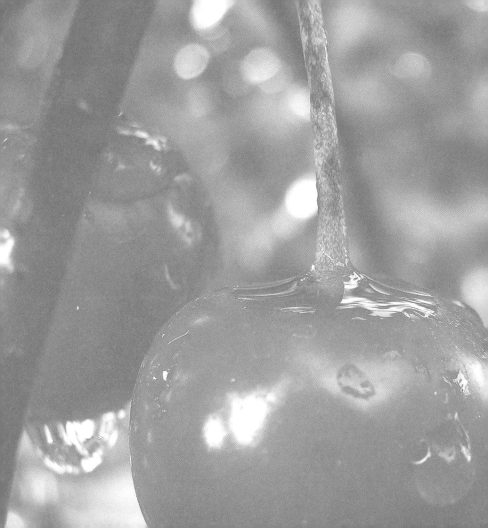

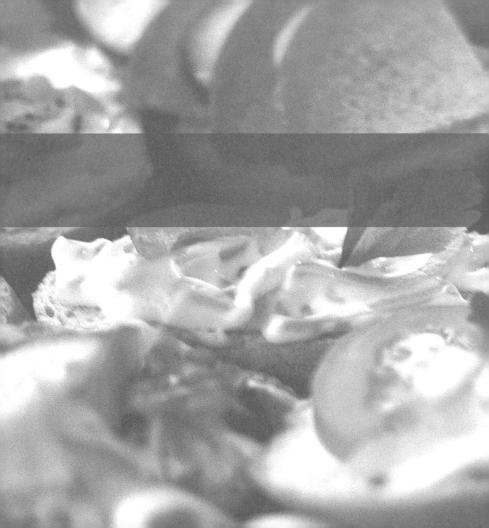

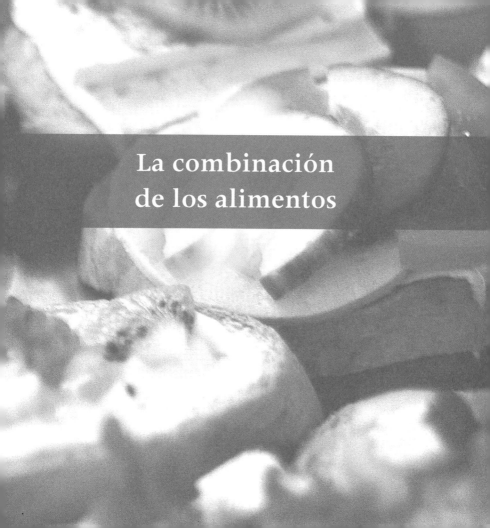

La combinación
de los alimentos

Resultados de combinar alimentos de forma incorrecta

Combinar alimentos de forma inadecuada produce indigestión, y un organismo que se enfrenta a una indigestión acabará, a la larga, sufriendo. Ello es debido a que una buena digestión y una adecuada y fácil absorción de los alimentos constituye el quid de la cuestión.

Consideremos lo que ocurre cuando los alimentos incompatibles se combinan en tu organismo. Obviamente, un tipo de alimento tiene que esperar a que el otro sea digerido. Esto

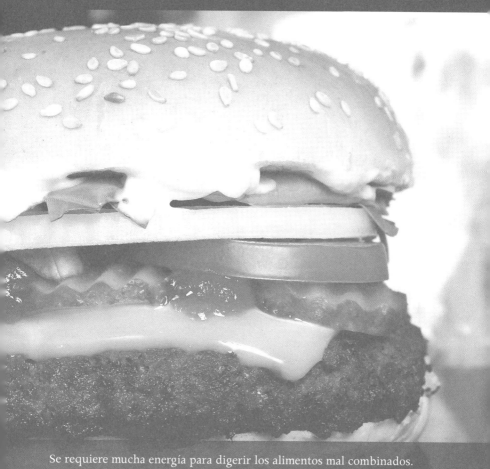

Se requiere mucha energía para digerir los alimentos mal combinados.

significa que una comida puede permanecer en el estómago de seis a siete horas antes de que quede vacío.

¿Quién espera tanto tiempo? La mayoría de nosotros comemos según los horarios y, con apetito o no, nos atiborramos con otra comida que va a parar a nuestro saturado aparato digestivo.

El resultado

Los alimentos que han sido digeridos comienzan a descomponerse. Los síntomas de malestar son flatulencias o dolor de estómago y, debido a que éste trabaja más de lo necesario, la energía destinada a otras funciones se invierte en el proceso digestivo.

Se requiere mucha energía para digerir los alimentos. Recuerda, si no, la somnolencia que sientes tras la comida de Navidad.

La combinación correcta de los alimentos

En primer lugar, diferentes alimentos requieren enzimas digestivas bastante distintas para ser digeridas de forma correcta. Alimentos tales como los frutos secos, el queso y todas las carnes (comúnmente clasificados como proteínas) necesitan un entorno ácido para una digestión adecuada. Por otro lado, alimentos como las patatas, el arroz, el pan y los pasteles (comúnmente clasificados como féculas) requieren un entorno alcalino en el que puedan ser digeridos. Si comes los dos tipos de alimentos al mismo tiempo provocarás una batalla digestiva ya desde el primer bocado.

Por ejemplo, cuando comes proteínas (carne) junto con féculas (patatas), tu sistema estimula la acción de varias enzimas, cuyos efectos quedan alterados y debilitados entre sí. Cuando comes proteínas (carne) al mismo tiempo que grasa (aceite, mantequilla, etc.), la grasa disminuye el movimiento de los alimentos a través del estómago y de los intestinos, por lo que se alarga el período digestivo.

No deberías tomar líquidos durante las comidas. Un importante dietista británico, el doctor Gordon Latto, ha venido enseñando durante años que los líquidos ingeridos durante las comidas diluyen las enzimas digestivas, obstaculizando así la digestión. De acuerdo con nuestras pautas, es recomendable tomar las bebidas al menos una media hora antes o unas horas después de las comidas, así como evitar todo cambio brusco de temperatura en los alimentos y las bebidas, debido a que a una temperatura baja la acción enzimática se retarda o disminuye y a una temperatura alta la destruye o la acaba paralizando.

Los alimentos alcalinos (como las hortalizas y la frutas) deberían formar parte de la comida que tomes. Sugerimos que tres cuartas partes de nuestro consumo de alimentos se alcalina y una cuarta parte ácida.

La fruta debe tomarse sola o con alimentos compatibles. Las frutas dulces combinan bien con los alimentos ricos en féculas, mientras que las frutas ácidas van bien con alimentos proteicos.

La leche debería ser exclusiva de los niños. Resulta mucho más difícil de digerir cuando nuestros dientes definitivos se han formado. Puede tomarse en el queso, mantequilla o yogur, en los que se encuentra ya cuajada o digerida en parte.

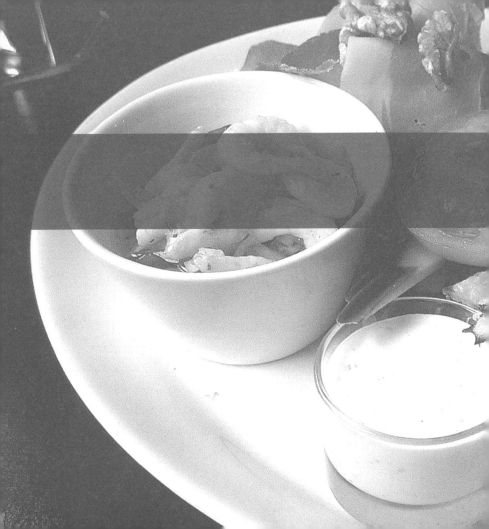

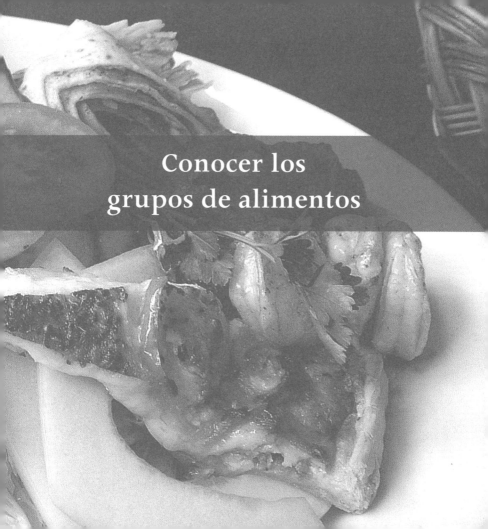

Conocer los
grupos de alimentos

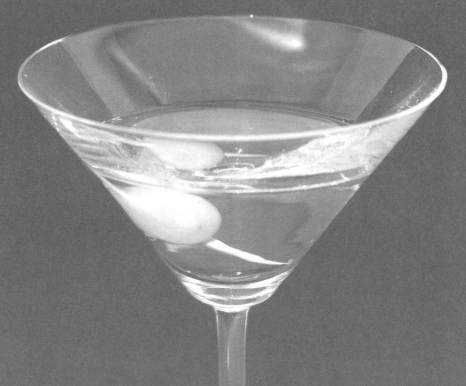

JULIE DAVENPORT

El alcohol, si se bebe en exceso, resulta tóxico, dificultando la digestión.

Alimentos perjudiciales para nuestra salud

El vino, la cerveza, el brandy, el whisky, el ron, los cócteles, etc, son bebidas que pueden ser consideradas como alimentos, ya que contienen substancias como los carbohidratos y pequeñas cantidades de minerales y de vitaminas. No obstante, el alcohol, si se bebe en exceso, resulta tóxico, dificultando la digestión.

El cloruro sódico, así como otras sales minerales, se hallan en todos los alimentos, aunque la sal en exceso puede resul-

23

tar nociva. Sazonamos nuestras comidas con sal de cocina y otros condimentos picantes que solo alteran nuestra digestión y pueden causar efectos secundarios a largo plazo.

Alimentos que nutren

Los alimentos más nutritivos están compuestos por proteínas, carbohidratos, grasas, sales minerales y vitaminas. Ninguno de estos grupos de alimentos por sí solo puede sustentar la vida por mucho tiempo. De hecho, no existe ningún tipo de alimento capaz de mantener con vida sana de forma indefinida.

Necesitamos una variedad de alimentos para mantenernos verdaderamente sanos, a fin de proporcionar un equilibrio diario de todos los grupos de alimentos. Estudiaremos por separado estos importantes grupos de alimentos:

Alimentos proteicos

La proteína es la estructura básica de toda célula viva y vital para una buena salud. Se la considera como los bloques constituyentes de la vida y está compuesta por los imprescindibles aminoácidos. Nuestro organismo no puede almacenar proteínas de modo que necesitamos incluirlas en nuestra dieta diaria.

Los siguientes alimentos presentan una alta composición proteica:

- Semillas (calabaza, girasol, sésamo, linaza, etc.)
- Frutos secos (avellanas, almendras, anacardo, etc.)
- Derivados lácteos (yogur, queso)

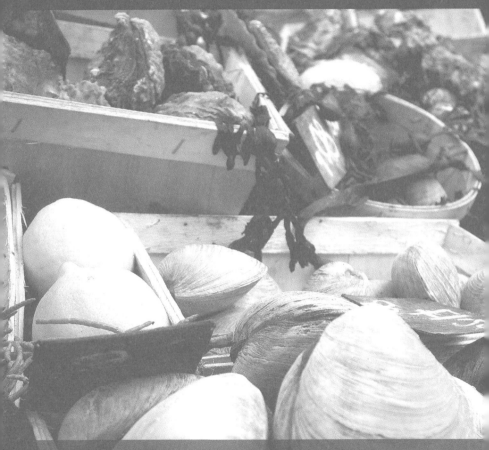

JULIE DAVENPORT

Necesitamos incluir las proteínas en nuestra dieta diaria.

- Soja
- Huevos
- Cacahuetes
- Carnes (aves, carne roja)
- Pescados y mariscos
- Tofu

Carbohidratos (féculas y azúcares)

Los nutrientes más abundantes en la naturaleza, los carbohidratos, deberían constituir el grueso de nuestra dieta. Ello se debe a que nuestro organismo los utiliza como combustible que quemamos cuando estamos activos.

El combustible que no se consume es almacenado en el tejido adiposo como reserva. Los carbohidratos presentan un alto porcentaje tanto de féculas como de azúcares en su composición, razón por la cual se han clasificado en diferentes categorías.

Los alimentos ricos en féculas son:
- Todos los cereales (arroz, trigo, avena, centeno, cebada, trigo, sarraceno, mijo)
- Leguminosas (garbanzos, brotes de soja, lentejas, judías, etc).
- Patatas
- Maíz
- Batatas
- Calabazas
- Chirivía
- Alcachofas
- Castañas

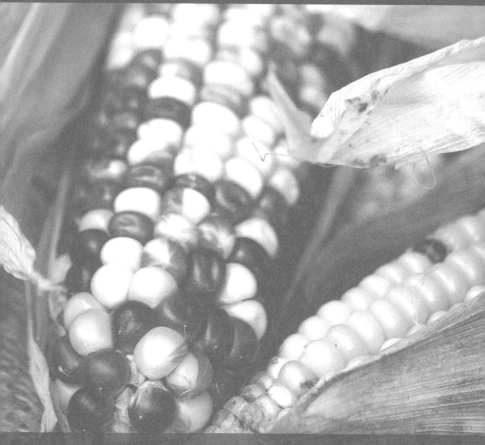

El maíz es rico en carbohidratos, nutriente para nuestro organismo.

Las jaleas y los alimentos azucarados son:
• Sirope de arce
• Melaza
• Miel
• Mermelada
• Dulce de frutas, etc

Frutas

Éstas son las llamadas bombas energéticas, debido a que el azúcar que contienen las frutas es el más fácil de digerir de todos los alimentos. Proporciona una fuente de energía rápida, así como minerales y vitaminas de vital importancia que el organismo necesita para mantener la salud de huesos, tejidos y nervios.

Las frutas se dividen en diferentes categorías:

1. Las frutas dulces
- Plátanos maduros
- Dátiles
- Higos desecados
- Pasas de uva y orejones
- Caqui
- Mango
- Otras frutas exóticas como la chirimoya

2. La fruta neutra que combina con cualquier tipo de fécula o azúcar es la papaya.

3. Las frutas ácidas
- Moras

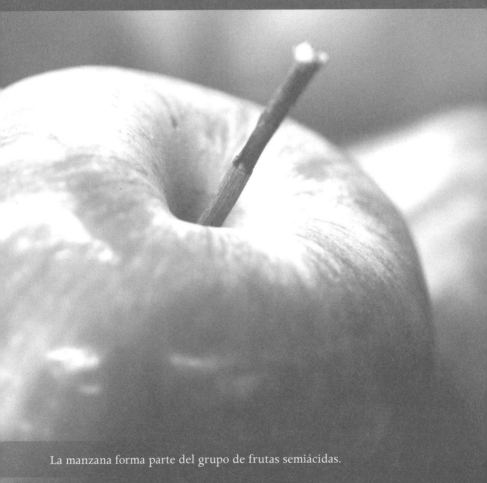

La manzana forma parte del grupo de frutas semiácidas.

- Pomelos
- Kiwis
- Limones
- Naranjas
- Piñas
- Ciruelas
- Frambuesas
- Fresas, etc.

Obsérvese que el tomate, que comúnmente se conoce como una hortaliza, es una fruta ácida.

4. Las frutas semiácidas
- Manzanas
- Albaricoques
- Grosella

- Higos frescos
- Uvas
- Nectarinas
- Melocotones
- Peras
- Cerezas, etc.

Grasas y aceites

Contienen valiosos nutrientes y en cantidades moderadas son esenciales en toda dieta. Las grasas y los aceites naturales están compuestos por una combinación de ácidos grasos saturados, ácidos grasos monoinsaturados y de ácidos grasos poliinsaturados. Los alimentos que contienen gran cantidad de grasas en su composición son:

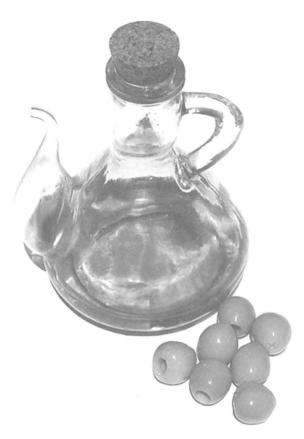

Aceite de oliva, esencial en toda dieta, en cantidades moderadas.

- Aceites vegetales (aceite de oliva, aceite de soja, aceite de semilla de girasol, aceite de sésamo, aceite de maíz)
- Grasa de la leche (mantequilla, nata, queso de nata entera)
- Grasas animales (manteca, tocino, sebo)
- Margarina
- Coco

Hortalizas verdes no feculentas

Tienen un gran valor para la salud gracias a sus vitaminas y sales minerales. No obstante, presentan un bajo contenido en proteínas, carbohidratos y grasas, por lo que deberían ser consumidas con alimentos del resto de los grupos.

Son las siguientes:

- Lechuga
- Apio
- Endibia
- Escarola
- Col
- Coliflor
- Bróculi
- Coles de Bruselas
- Espinacas
- Quimbombo
- Col china
- Cebolleta
- Nabo
- Berenjena
- Judías verdes
- Pepino
- Acedera
- Perejil
- Ruibarbo
- Berros
- Cebollas
- Escalonias
- Puerros
- Ajo
- Calabacín
- Brotes de Bambú
- Calabacitas
- Espárragos
- Rábano
- Pimiento

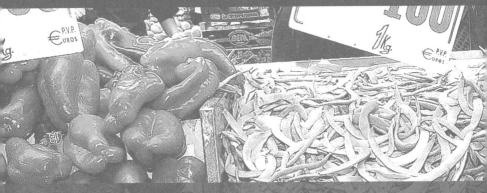

Las hortalizas tienen un gran valor para la salud gracias a sus vitaminas

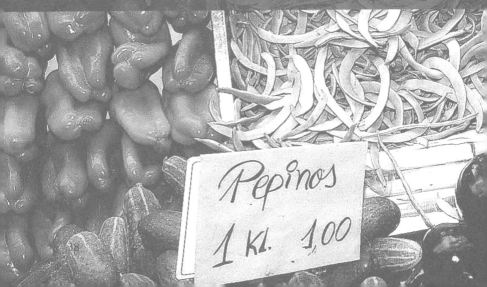

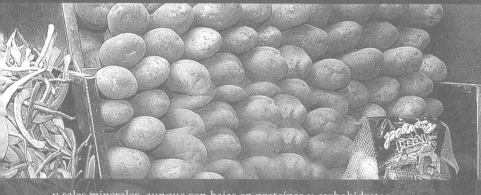

y sales minerales, aunque son bajas en proteínas y carbohidratos.

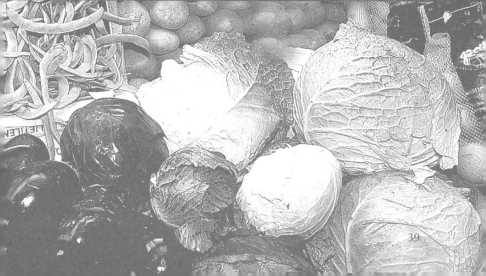

39

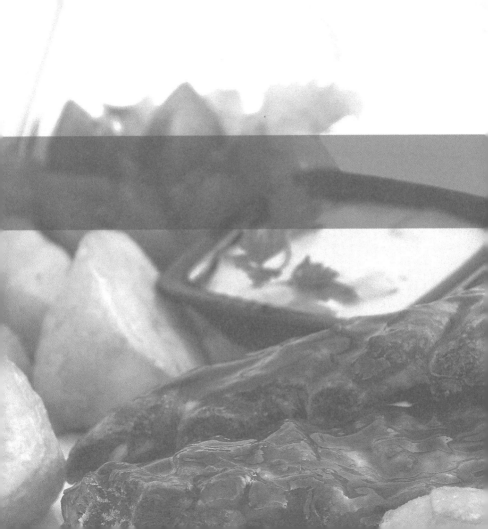

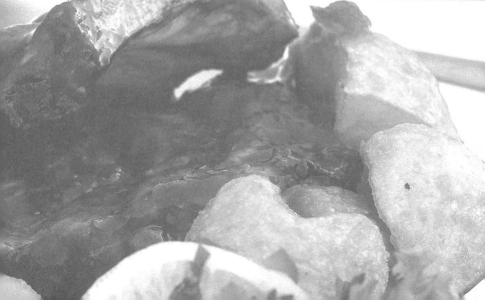

Reglas para entender de digestión

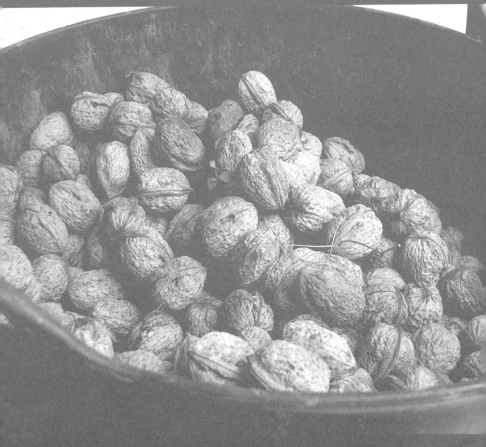

Los frutos secos, muy ricos en proteínas, retrasan la digestión.

Regla n.1

Evita comer demasiadas proteínas diferentes (por ejemplo, carne, frutos secos, queso y huevos) en una misma comida. Las grasas libres como la mantequilla, los alimentos fritos, etc., cubren la mucosa gástrica, impidiendo que el estómago pueda segregar los jugos gástricos y, de ese modo, retrasan la digestión proteica.

Regla n.2

Come grasas y proteínas en comidas separadas. Si debes comerlas conjuntamente, come una ensalada verde cruda para ayudar a contrarrestar el efecto inhibidor de las grasas. Los azúcares tales como las frutas dulces, la miel, etc., apenas requieren digestión en la boca del estómago, puesto que su proceso digestivo transcurre entre quince a veinte minutos. Si son retenidos por las proteínas en el estómago, fermentan y producen flatulencia intestinal.

Regla n.3

Al tomar proteínas la mejor combinación que puedes realizar es con hortalizas verdes. No obstante, las frutas ácidas se combinan bien con proteínas de débil resistencia como el requesón, el queso de nata, yogur, frutos secos y semillas.

Regla n.4

Evita comer féculas y alimentos proteicos en la misma comida. La digestión de las féculas se paraliza en el medio ácido del estómago, de modo que las féculas pasan bastante rápido por él. Por otro lado, los alimentos proteicos son di-

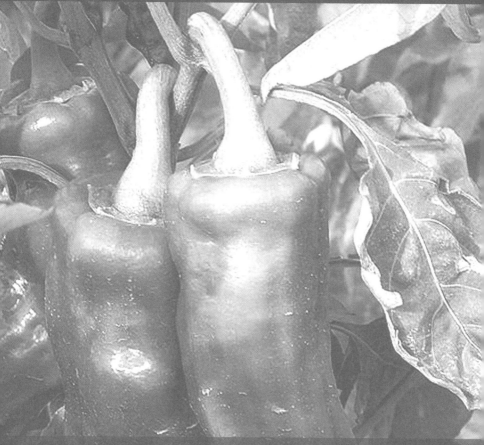

Las hortalizas verdes combinan bien con los alimentos proteicos.

geridos en el estómago durante un período más largo. Comer de los dos grupos crea una enfrentación en la digestión de féculas y proteínas. Por ejemplo; las empanadas con pescado o pollo, patatas o carne son combinaciones inadecuadas.

Regla n.5

Evita comer féculas y alimentos ácidos al mismo tiempo. Recuerda que la enzima digestiva de las féculas, la ptialina, se inactiva en presencia de ácidos.

Olvídate de los bocadillos con tomate y de las salsas de tomate en las pastas. Es siempre mejor comer hortalizas junto a alimentos ricos en féculas.

Regla n. 6

Es preferible comer las frutas solas, aunque pueden ser toleradas cuando se toman con otros alimentos que requieren unas condiciones digestivas similares: las frutas dulces combinan de forma aceptable con los carbohidratos y las frutas ácidas pueden tomarse con alimentos ricos en proteínas.

Regla n. 7

Se recomienda no comer las frutas dulces ricas en féculas como los plátanos con frutas ácidas como las naranjas, las ciruelas, etc.

Debido a que las frutas ácidas no fermentan se pueden combinar con pequeñas cantidades de alimentos proteicos como los frutos secos, queso fresco o yogur.

Regla n. 8

Los melones, debido a su alto contenido en agua y azúcar, es mejor comerlos por separado.

Si tomas proteínas en la comida, procura consumir fécula para cenar.

Recomendaciones

- No comas proteínas concentradas (queso, frutos secos, carne, huevos, pescado) con féculas concentradas (cereales, pan, patatas, galletas, etc.)
- Las hortalizas, las ensaladas verdes, la berenjena, las zanahorias, los aguacates y las setas se clasifican como alimentos neutros y pueden comerse tanto como alimentos feculentos como proteicos.
- No bebas durante las comidas, puesto que los líquidos diluyen los jugos gástricos y retardan la digestión.
- Si tomas proteínas durante la comida, come féculas para cenar o viceversa.
- No comas frutas ácidas (naranjas, piña, pomelo, frutas de la pasión, etc.) con alimentos feculentos (cereales, patatas, etc.)

- Evita comer alimentos dulces (pasas, dátiles, miel, plátanos, etc.) con frutas ácidas.
- Aunque las grasas como la mantequilla sin sal o los aceites prensados en frío combinan tanto con féculas como con proteínas, deberás utilizarlas con moderación.
- Come los melones y las sandías solos o al menos diez minutos antes de otros alimentos debido a su elevado contenido en líquidos y su rápida digestión.

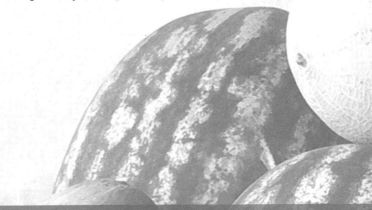

Melones y sandías, por su elevado contenido en líquidos, son de rápida

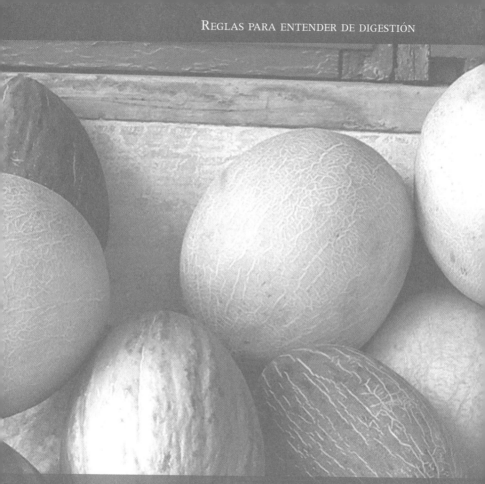

digestión, por lo que es preferible comerlos antes que los demás alimentos.

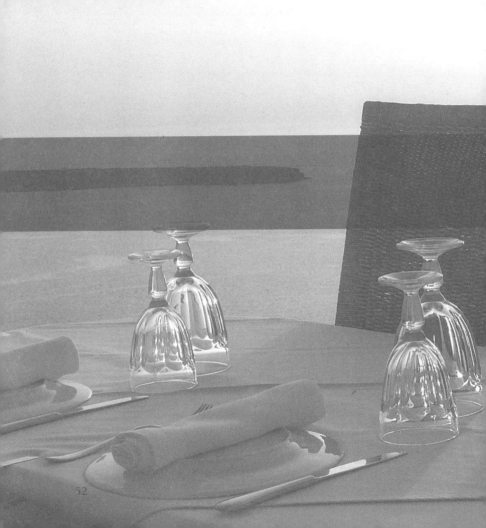

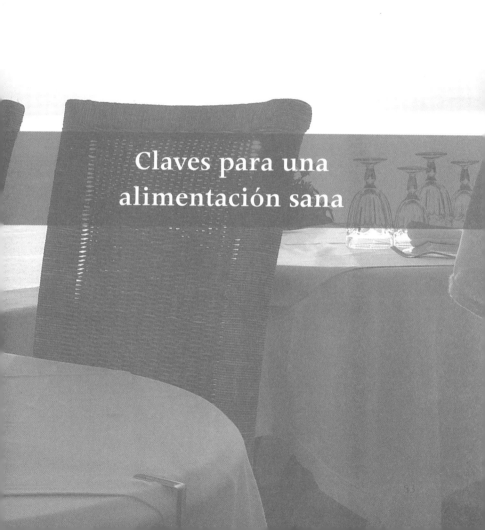

Claves para una alimentación sana

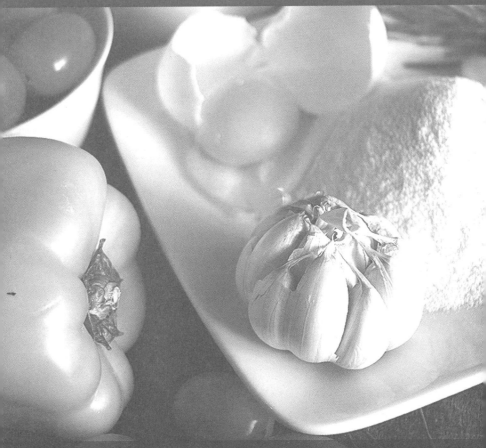

Cereales, legumbres, frutas y verduras frescas: la dieta mediterránea.

La dieta mediterránea

Se ha comprobado que los habitantes de la cuenca mediterránea presentan tasas muy bajas de infartos y cáncer en comparación con los países nórdicos. Entre ellos destaca especialmente los habitantes de Creta, que sufren escasos trastornos y son los que representan una mayor esperanza de vida en Europa. Por orden de menor a mayor incidencia de infartos de miocardio se encuentran Portugal, Francia, España, Italia, Austria y Alemania. Finlandia y Hungría son los países europeos que demostraron tener peor salud en este sentido. Su dieta provee el 40% de la energía de las grasas, básicamente de la mantequilla.

No existe una dieta mediterránea modelo, sino que este concepto engloba diversas culturas culinarias. Sin embargo, todas ellas tienen una serie de características comunes: el aceite de oliva es la estrella indiscutible y se inclinan hacia el consumo de cereales integrales, frutos secos, legumbres, frutas y verduras frescas en abundancia, pescados, algo de vino y poca carne.

Son habituales los vegetales crudos o poco cocidos, se utilizan pocas salsas y, en lugar, se emplean hierbas como el tomillo, albahaca, perejil, laurel, menta u otros productos como cebolla, ajo, vinagre. Las combinaciones de alimentos son muy variadas.

La carne se consume con moderación y el pescado, rico en proteínas pero menos graso que la carne, es muy apreciado.

El resultado son unas cocinas muy variadas, ricas en todo tipo de productos y muy recomendables para mantener la salud y alcanzar una mayor longevidad.

Diariamente

- Legumbres: poseen elevadas cantidades de proteínas vegetal, hidratos de carbono, fibra, sales minerales y vitaminas. Su combinación con los cereales resulta ideal.
- Cereales: una persona que consuma un 70% de cereales integrales y un 30% de alimentos como la leche, los huevos, las frutas y las verduras, no sufrirá carencia nutricional alguna. Éste es el caso de los dos terceras partes de la humanidad, cuya fuente de energía procede básicamente de los cereales.

- Frutas: aportan hidratos de carbono, fibra, potasio, vitamina C y otras vitaminas hidrosolubles. Es recomendable un consumo abundante por su efecto antioxidante.
- Aceite de oliva virgen: ideal cuando supone la principal aportación de grasas del organismo.
- Productos lácteos: kéfir, yogur y queso son más digeribles que la leche. La leche entera y sus derivados son ricos en grasas saturadas, por lo que deben consumirse con moderación.
- Frutos secos: contienen azúcares naturales, hierro, calcio, proteínas, vitaminas del grupo B y grasas. Las frutas desecadas poseen, sobre todo, azúcares y fibra.
- Verduras y hortalizas: ricas en vitaminas y minerales, pero pobres en proteínas, grasas e hidratos de carbono. Son muy recomendables por su fibra y por su efecto antioxidante y alcalinizante.

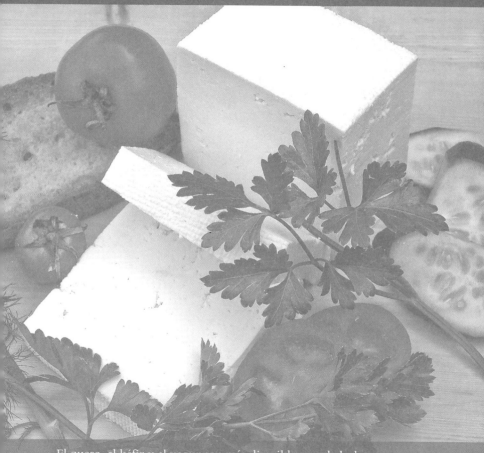

El queso, el kéfir y el yogur son más digeribles que la leche.

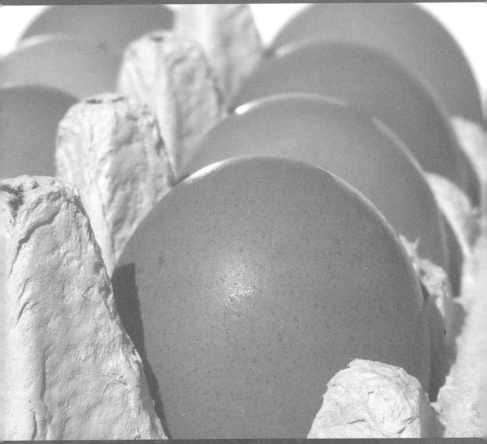

JULIE DAVENPORT

Los huevos tienen muchas proteínas, pero también mucho colesterol.

• Vino: tomado con moderación, se ha demostrado que protege del riesgo de infarto de miocardio y otras afecciones coronarias.

Algunas veces a la semana

• Huevos: gran fuente de proteínas completas, pero también de colesterol.
• Pescado: muy rico en proteínas (pero generalmente menos graso que la carne), vitamina A y D, calcio, fósforo, hierro y yodo.
   - Se distinguen dos tipos: el pescado blanco (mero, merluza, bacalao) y el pescado azul (sardina, salmón, arenque), que tiene mayor contenido en ácidos grasos poliinsaturados.

Alguna vez al mes

- Carne: contiene muchas proteínas y minerales, pero aporta un exceso de grasas saturadas y de colesterol. La volatería se situaría al mismo nivel de consumo que los huevos. La carne de cerdo y los embutidos es la que entraña mayor riesgo para la salud.

Sustitutos de la carne

La denominada carne vegetal resulta muy recomendable para personas que padecen alteraciones del metabolismo de las grasas, enfermedades articulares, niveles elevados de colesterol, obesidad, o gota, ya que estos productos alternativos tienen una textura y un sabor similares, pero carece de inconvenientes como el contenido de grasas saturadas.

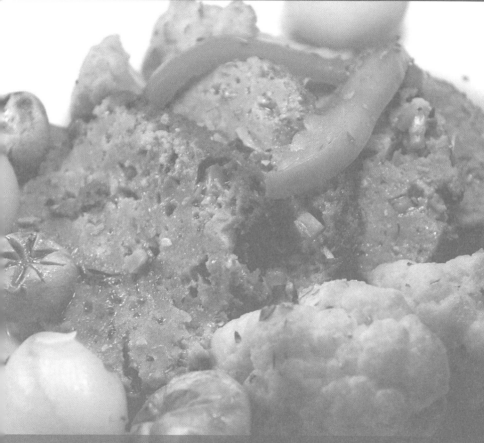

El seitán, muy importante para llevar una dieta vegetariana equilibrada.

Seitán

Es un alimento rico en proteínas y fibra, muy importante para llevar una dieta vegetariana equilibrada. Se elabora hirviendo, a fuego lento, una masa de trigo (gluten) en un caldo de raíz de jengibre, alga kombu y tamari (salsa de soja).

180 gramos de seitán satisfacen los requerimientos proteicos diarios y solo proporciona 140 Kcal, mientras que la ingestión de la misma cantidad de carne animal significa doble cantidad de energía.

Tempeh

Alimento elaborado a partir de la fermentación de semillas de soja blanca por la acción de una espora concreta. Su textura es densa, algo carnosa, y se aroma recuerda a las nueces.

Es rico en vitaminas del grupo B (especialmente, vitamina B_{12}) calcio, fósforo y hierro. Sus proteínas son excelentes,

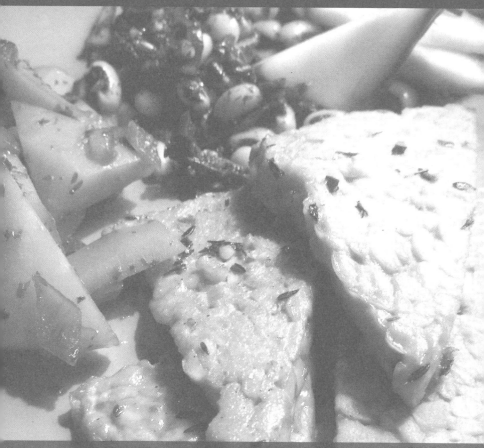

El tempeh se elabora con la fermentación de semillas de soja blanca.

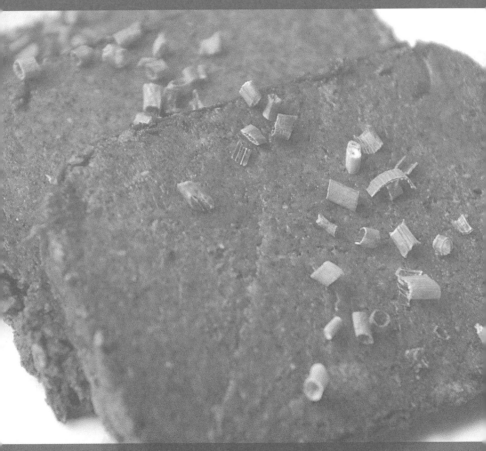

Los patés vegetales son de legumbres, verduras, requesón e incluso tofu.

con un aprovechamiento similar al de la carne animal, y carece de colesterol.

Proteínas vegetales texturizadas

Aunque proceden de la saludable soja, su nivel de procesado es tan grande, y se les incorpora tal cantidad de sustancias sintéticas que no son demasiado recomendables. Son alimentos ricos en diversos aditivos (aromatizantes, colorantes, glutamato, sal..) y relativamente caros.

Patés vegetales

Se componen de diferentes elementos: la base, la parte grasa, el espesante y las especias, hierbas y condimentos.

La base proporciona su denominación de paté. Pueden ser legumbres, verduras y hortalizas, o requesón y tofu. No conviene mezclar los diferentes tipos de base para que la digestión sea más fácil. Las legumbres deben cocerse bien y pasarse por un pasapurés: las bases de verduras y hortalizas pueden consistir en zanahorias, berenjenas, calabazas, acelgas, espinacas o alcachofas, que deben tratarse de diferentes maneras para asegurar que estén correctamente cocidas; las base del requesón y tofu es ideal para untar pan y para ensaladas.

La parte grasa aglutina el paté y sirve de conservante. La más saludable es el aceite de oliva virgen, pero también puede ser de aguacate, almendra, avellana…

El espesante es innecesario en los patés a base de legumbres, pero en los de verduras se puede utilizar pan rallado y huevos, que se coagulan al baño María.

En las especias y hierbas no hay límites: pimienta negra o blanca, nuez moscada, mostaza, curry, orégano, mejorana, tomillo, laurel, comino…

Es preferible las especias frescas y recién molidas.

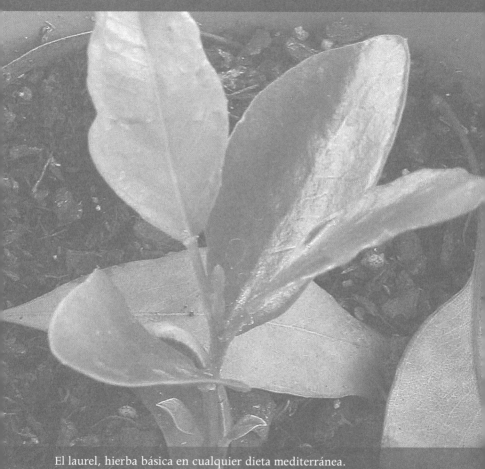

El laurel, hierba básica en cualquier dieta mediterránea.

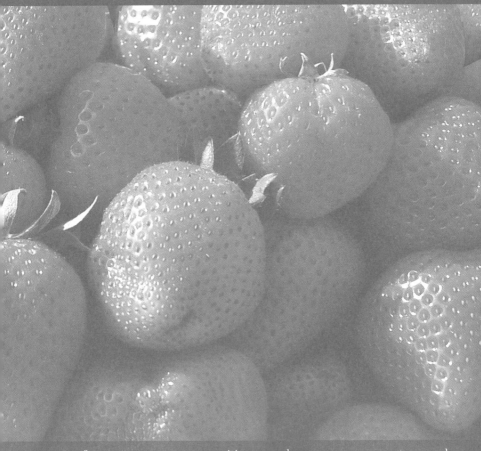

Las frutas son muy sanas y nutritivas cuando se consumen en su temporada.

Propiedades nutritivas de las frutas

Las frutas, en su mayoría, se deterioran con facilidad, por lo que es primordial adquirir la cantidad justa para el consumo de unos pocos días.

En los países desarrollados se consume poca fruta, menos de la necesaria. A pesar de que la dieta mediterránea siempre ha contemplado el consumo de abundante fruta fresca, este uso se ha ido perdiendo, principalmente por pereza, ya que son más atractivos otros postres dulces, aunque menos saludable e incluso perjudiciales para la salud.

La fruta es rica en vitaminas. Incluso algunas de éstas solo pueden encontrarse en las frutas y en las verduras, como el caso de la vitamina C, que ayuda a prevenir infecciones.

Su carencia causaba en otras épocas abundantes casos de escorbuto, hasta que se descubrió que los limones podían prevenirlo.

La vitamina A abunda en la papaya y el melón; la vitamina C, en el kiwi, naranja, limón, frambuesas y fresas; y la vitamina E, en almendras y nueces.

El hierro es abundante en frutos secos, como los cacahuetes; el fósforo, en las nueces; el sodio, en los albaricoques secos, cacahuetes y pasas; el potasio, en albaricoques secos, dátiles, ciruelas secas, pasa, y el cobre en las nueces.

El valor calórico de las frutas oscila entre 13 kcal de la sandía y 671 kcal de las almendras y otros frutos secos. Dentro de la escala hallamos 32 kcal de las naranjas, 40 kcal de las fresas, 51 kcal de los melocotones, 52 kcal de los albaricoques, 55 kcal de la piña, 60 kcal de las ciruelas, 61 kcal de las peras, 64 kcal de las manzanas, 77 kcal de las cerezas y 100 kcal de los plátanos.

La temporada

Las frutas son muy jugosas, gustosas, sanas y nutritivas cuando se consumen en su temporada.

- Primavera: albaricoques, cerezas, fresas, fresones, plátanos, nísperos.
- Verano: albaricoques, cerezas, ciruelas, fresas, grosellas, brevas, ciruelas, melocotones, peras, sandías, uvas, piñas.
- Otoño: granadas, manzanas, melones, peras, plátanos, uvas, dátiles, membrillos, caquis.

• Invierno: castañas, plátanos, naranjas, limones, piñas, manzanas, mandarinas, pomelos, chirimoyas.

Aguacate
Rico en betacaroteno, vitaminas B_3, B_5, C y E, calcio, magnesio, fósforo y potasio. El aguacate tiene un contenido en grasa más elevado que cualquier otro fruto (más del 20%), pero en un 80% se compone de ácidos grasos monoinsaturados y poliinsaturados, que son muy saludables. Es de fácil digestión, ayuda en caso de problemas estomacales e intestinales y estimula el hígado. Se puede consumir en ensalada, en forma de paté para untar o sazonado con sal y pimienta.

Albaricoque
Rico en vitaminas A, B, C y K, así como calcio, hierro, magnesio, fósforo y potasio.

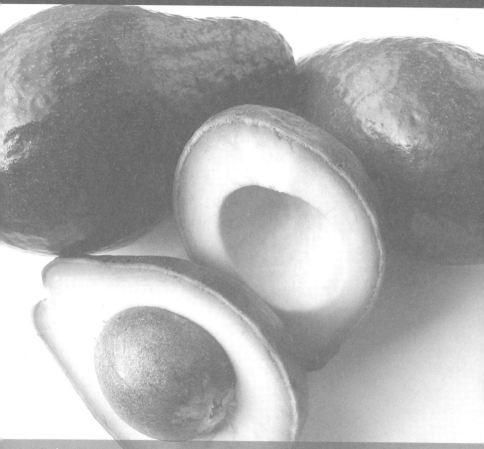

El aguacate es de fácil digestión y estimula el hígado.

Los albaricoques regulan el metabolismo y son diuréticos.

Los albaricoques, tanto frescos como secos, son muy nutritivos. Debido a su contenido en provitamina A, que es antioxidante, se considera de gran ayuda contra el envejecimiento. La provitamina A se concentra cuando la fruta es seca, al igual que sucede con el potasio y la niacina. Los albaricoques secos contienen una cantidad diez veces superior de hierro y de fibra que la fruta fresca.

Son muy saludables para la piel, las membranas mucosas, el hígado y la visión, y protegen el organismo de enfermedades infecciosas. Regulan el metabolismo, son diuréticos y ayudan en las dietas adelgazantes.

Caqui

Los caquis o palosantos son unas frutas dulces que pueden tomarse directamente, o bien consumirse en diferentes macedonias (combinan bien con piña y frutas tropicales).

Es preciso que estén bien maduros para comerlos, pues de lo contrario su sabor es astringente por su contenido en taninos. Poseen abundante betacaroteno, vitamina C y calcio, y refuerzan el sistema inmunitario.

El sharon, una nueva variedad desarrollada en Israel, no posee semillas y puede comerse incluso con la piel, y aunque esté muy duro, es muy dulce.

Cereza

Debido a su alto contenido en sales minerales, las cerezas poseen propiedades energéticas y rejuvenecedoras. Son buenas para desintoxicarse porque, entre otros beneficios, bajan el nivel de ácido úrico y tienen propiedades diuréticas. Son una buena solución contra la fatiga, tanto física como mental.

Las cerezas son ricas en calcio, magnesio, fósforo, potasio, sodio, azufre, betacaroteno, ácido fólico, vitamina C, y tam-

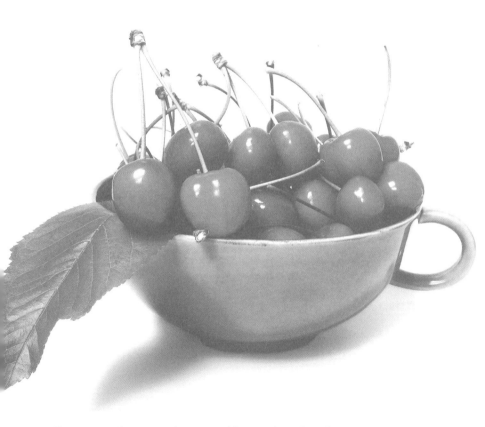

Las cerezas tienen un alto contenido en sales minerales.

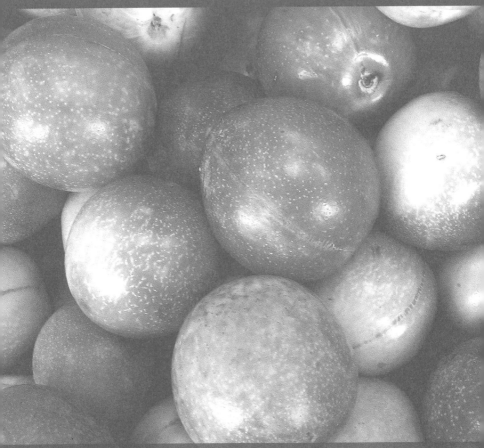

Las ciruelas son ricas en calcio, hierro, magnesio, fósforo y potasio.

bién, aunque menor medida, vitaminas del grupo B y vitamina E.

Son muy recomendables para los niños porque su alto contenido vitamínico fomenta el crecimiento y el desarrollo.

Ciruela

La familia de las ciruelas incluye numerosos tipos de frutos de diferentes colores, formas, tamaños, y sabores. Son ricas en vitaminas A, B y C, así como de calcio, hierro, magnesio, fósforo y potasio. Cuando se secan, el contenido de vitamina A se concentra y aumenta su valor en hierro, magnesio, y potasio.

Las ciruelas son energéticas (por su riqueza en azúcares y en hidratos de carbono), diuréticas y laxantes (especialmente las ciruelas secas), y se recomienda en casos de fatiga.

Una buena idea para tonificar y estimular el organismo consiste en dejar reposar unas ciruelas pasa en agua hervida durante toda la noche y , por la mañana, comer la fruta y beber el líquido.

Las ciruelas pueden mezclarse con cereales o en macedonias con otras frutas, usarse para preparar salsas que ayuden a digerir elementos más pesados, o en rellenos para tocino, pato o ganso con el mismo fin.

Dátil

Es uno de los frutos más antiguos que se conoce. Crece en regiones subtropicales cálidas y secas, especialmente en el norte de África y en Oriente Medio.

Los dátiles son una fuente excelente de hierro para los vegetarianos y para quienes padecen de anemia o insuficiencia de hierro. También son abundantes en magnesio, uno de los tres nutrientes principales para el corazón, y ayudan a combatir el cansancio y la fatiga.

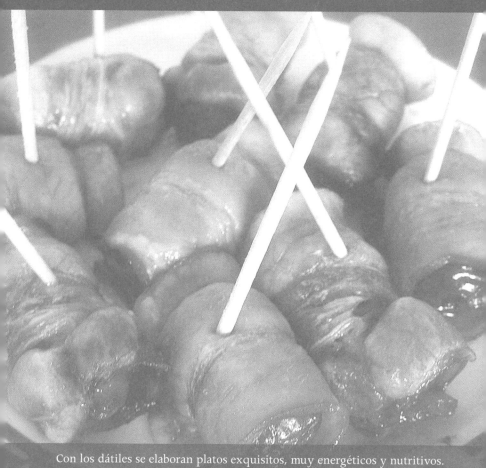

Con los dátiles se elaboran platos exquisitos, muy energéticos y nutritivos.

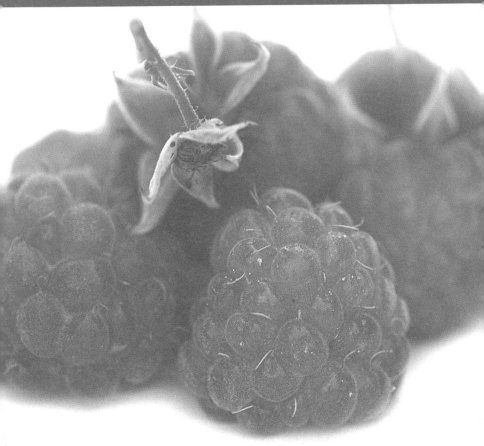

La frambuesa es excelente para el reuma y fortalece el sistema inmunitario.

Es una fruta muy enérgica y nutritiva, especialmente rica en vitaminas del complejo B y en vitaminas A, que estimula la digestión, previene la hipertensión, combate el nerviosismo y estimula las funciones del cerebro.

Frambuesa

Las frambuesas y los frutos de su familia contienen gran cantidad de azúcar de fácil asimilación. Son beneficiosas para la mala circulación, fortalecen los vasos capilares, tonifican el hígado, bajan la fiebre y son digestivas. Además, facilitan la eliminación de toxinas.

Las frambuesas combinan con todo tipo de frutas en sabrosas macedonias; pueden comerse con nata, queso fresco, yogur o crema de leche; pueden usarse en salsas con las que enriquecer y aromatizar postres, y pueden elaborarse deliciosas mermeladas.

Fresa

Es extraordinariamente rica en vitamina C y posee yodo, hierro, fósforo y potasio. Son excelentes para los problemas de reuma, fortalecen el sistema inmunitario, ayudan a la digestión y bajan la fiebre.

Las fresas tiene propiedades astringentes y diuréticas y regulan las funciones hepáticas y glandulares y, en general, todas las funciones del metabolismo.

Pueden añadirse a los cereales del desayuno, usarse en ensaladas (especialmente combinadas con aguacate y pepino) mezclarse en macedonia, tomar solas aderezadas con un cava brut nature o licuar para tomar como bebida nutritiva.

Las fresas silvestres son las más pequeñas, pero también las de mejor perfume y exquisito sabor. La fresa cultivada es un poco mayor, aunque no tan aromática. Los más comunes son los fresones, de un atractivo color rojo vivo cuando están maduros.

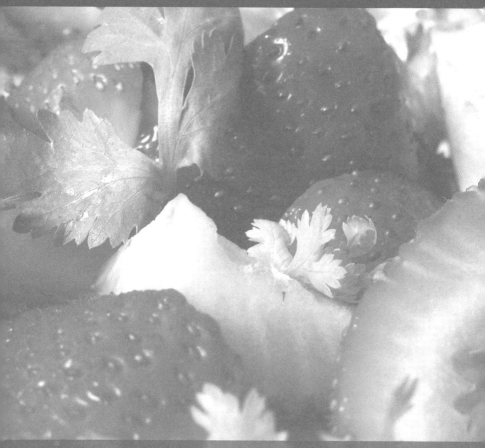

Las fresas son deliciosas en ensaladas, combinadas con aguacate o pepino.

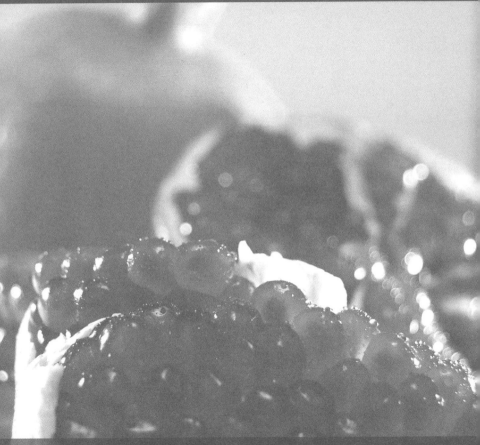

JULIE DAVENPORT

Las granadas, ricas en hierro y calcio, son un buen tónico para el corazón.

Granada

La granada es una fruta arbustiva oriunda de los países del este de Europa (Costa Dálmata y Grecia) y Oriente (Palestina, Irán, Afganistán y Paquistán).

Los granos de granada tienen un sabor ligeramente ácido y muy refrescante debido a su alta concentración de ácido cítrico. También son ricos en betacaroteno, vitaminas del grupo B, y en calcio y hierro.

Las granadas constituyen un buen tónico para el corazón. En países tropicales se usan para tratar la disentería y el asma, y con su piel seca se puede elaborar una infusión efectiva contra los trastornos estomacales que se acompañan de diarrea y contra la fiebre.

Sola, la granada es deliciosa, pero también pueden añadirse sus granos (algo engorroso de separar) a ensaladas, macedonias y platos de carne.

Grosellas

Las grosellas o casis son originarias de las partes frías y húmedas del hemisferio norte. Las grosellas rojas y blancas son muy dulces, pero las negras son muy nutritivas.

La grosella roja contiene un 87% de agua, 7% de azúcares, menos de 1% de proteínas y es una interesante fuente de vitamina C. Las grosellas también contienen vitaminas E y B, hierro, calcio, azufre, y cloro.

Ayudan a prevenir resfriados e infecciones y mantienen elásticos los vasos sanguíneos. Las grosellas negras fortalecen el sistema glandular, el bazo y el hígado, y las rojas son alcalinizantes, diuréticas y ligeramente laxantes.

Son ideales para combinar con platos de caza, preparar mermeladas, y cremas, acompañar platos de carne y aves, y condimentar platos dulces y salados, y, por supuesto, para consumir frescas, ya sea solas, con nata o con quesos frescos.

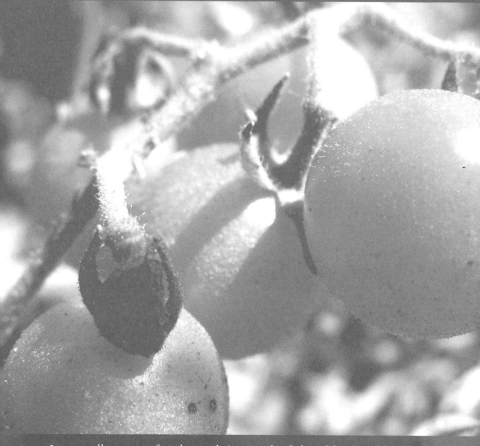

Las grosellas negras fortalecen el sistema glandular, el bazo y el hígado.

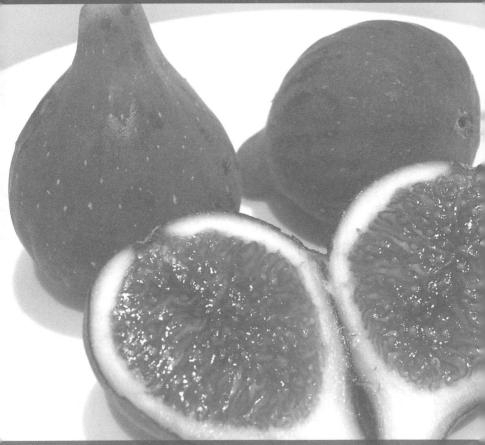

Los higos frescos tienen un fuerte efecto revitalizante para el organismo.

Higo

Es muy dulce y no se recomienda si se está siguiendo un régimen adelgazante. Contiene un 12% de azúcares, 80% de agua y pequeñas cantidades de proteínas, fibra y grasa. Es rico en vitaminas A, B y C, y en calcio, hierro, magnesio, fósforo, potasio y cinc. Los higos frescos tienen un fuerte efecto revitalizante para todo el organismo, mientras que los higos secos, que aumentan notablemente su concentración de azúcar y fibra, constituyen un buen laxante. Los higos refuerzan el sistema nervioso y el cerebro, son eficaces contra los trastornos respiratorios y son beneficiosos para las úlceras bucales, los abscesos y la gingivitis debido a su alto contenido en calcio.

Kiwi

El kiwi es originario de China, aunque se extendió por todo el mundo después de su llegada a Nueva Zelanda en los años sesenta. Contiene vitamina C, más que la naranja y el limón, y un solo kiwi al día cubre las necesidades de un adulto. Por tanto, es valioso para las personas con pocas defensas, convalecientes, anémicas o anoréxicas. También es rico en betacatoreno, calcio, magnesio, fósforo, potasio, y sodio.

Los kiwis tienen una enzima que disuelve las proteínas, facilita la digestión y ayuda a limpiar la sangre de colesterol.

Pueden utilizarse para acompañar platos de carne, mezclarlos en ensaladas y elaborar imaginativas macedonias. No conviene combinarlos con productos lácteos.

Limón

El limón es rico en vitamina C y también contiene vitaminas B_1, B_2, B_3, B_5, B_6, B_8, K y P. En cuanto a minerales, es rico en calcio, cobre, hierro, magnesio, fósforo, sodio y azufre. El limón posee nutricionalmente todas las características de la

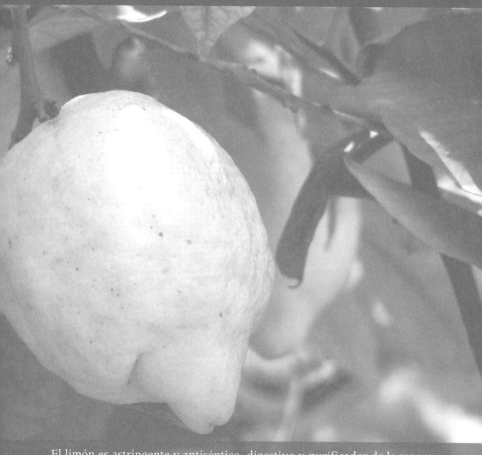

El limón es astringente y antiséptico, digestivo y purificador de la sangre.

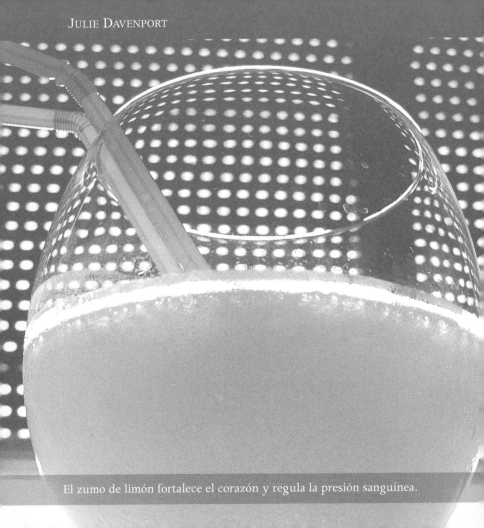

El zumo de limón fortalece el corazón y regula la presión sanguínea.

frutas cítricas, aunque con menos azúcar que las naranjas. El limón es astringente y antiséptico, digestivo y purificador de la sangre.

Esta fruta tan popular alivia las molestias producidas por los gases, es útil en caso de diarrea y disuelve las toxinas y los cristales que causa la gota.

El zumo de limón fortalece el corazón, regula la presión sanguínea, tonifica la venas y fortalece el hígado. Asimismo, también ayuda a conservar sanos los cabellos.

Como los limones son demasiado ácidos para tomarlos solos, puedes utilizar su zumo para aderezar platos de pescado, carne o ensaladas (el limón ayuda al organismo a asimilar el calcio y las proteínas), mezclarlo con zumo de naranja para desayunar, utilizarlo en los postres, o rebajarlo con agua y endulzarlo un poco para elaborar una bebida refrescante o deliciosos sorbetes de limón.

Manzana

Hace más de 3.000 años que se cultivan manzanas, desde que se desarrollaron a partir de variedades silvestres. El manzano es tan antiguo como la agricultura. La manzana tiene un elevado contenido en agua (84%), su contenido proteico se sitúa en torno al 0,5% y posee 2% de fibra y 13% de azúcares.

La manzana ofrece numerosos beneficios terapéuticos gracias a sus azúcares naturales, aminoácidos, vitaminas (A, B y C), minerales (calcio, magnesio, fósforo y potasio) y pectina. Es especialmente beneficiosa para el aparato digestivo, ya que alivia tanto el estreñimiento como la diarrea. Las manzanas tonifican y fortalecen el organismo en general y son muy buenas para los dientes, sobre todo si se comen a mordiscos, ya que protegen y limpian las piezas dentales y ayudan a desinflamar las encías. También están indicadas en caso de fatiga, tanto física como mental, estrés, anemia, y desmineralización.

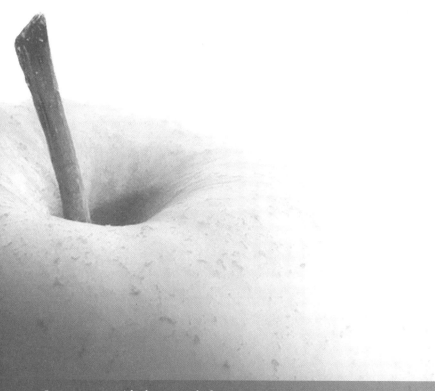

La manzana es ideal en caso de fatiga, estrés, anemia y desmineralización.

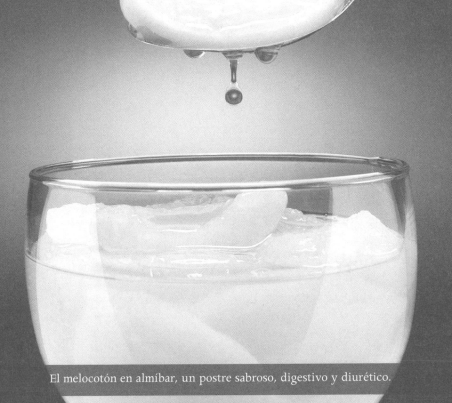

JULIE DAVENPORT

El melocotón en almíbar, un postre sabroso, digestivo y diurético.

Las manzanas pueden comerse crudas, como postre, o utilizarse para preparar salsas y aderezos. Recuerda que ayuda a digerir las grasas y el colesterol.

Si las tomas por la mañana depurará el organismo y te proporcionará la energía necesaria para hacer frente a un nuevo día. Puedes comerlas solas o mezcladas en macedonias con los cereales del desayuno. Córtalas en el último momento y rocíalas con zumo de limón para evitar que oscurezcan. También puedes consumirlas en las comidas formando parte de deliciosas, nutritivas y sanas ensaladas. Combínala con apio, aguacate, limón, lechuga, piña, uvas, nueces, naranjas…

Melocotón

Llegó a Persia procedente de China hace más de 2.000 años y de allí partió hacia Europa. Ricos en betacaroteno y vitaminas A, B y C, los melocotones son tonificantes para todo el organismo. Se pueden secar y, entonces, se concentran algunos nutrientes como la vitamina A, fósforo, hierro y también fibra.

Los melocotones son diuréticos, estimulan las glándulas, facilitan el metabolismo renal y favorecen la digestión. Son especialmente recomendables para las personas que padecen trastornos digestivos debido a los nervios y al estrés, y constituyen un remedio efectivo para los síntomas premenstruales y menopáusicos.

Pueden comerse enteros o añadirse a macedonias o a los cereales del desayuno. También pueden prepararse diversos postres, mermeladas, compotas...

Melón

Su origen es antiquísimo y desconocido. Puede llegar a contener un 93% de agua y su valor calórico es extraordinariamente bajo. No posee más del 5% de azúcares, 0,75% de

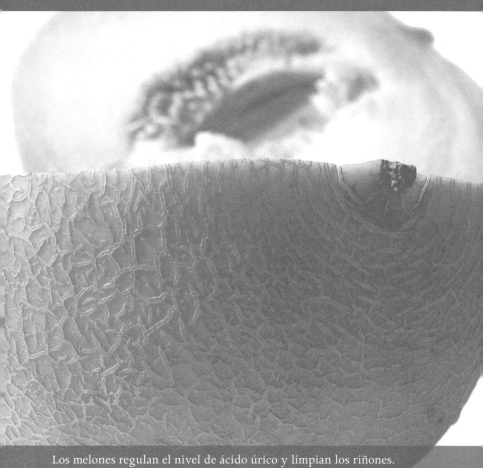

Los melones regulan el nivel de ácido úrico y limpian los riñones.

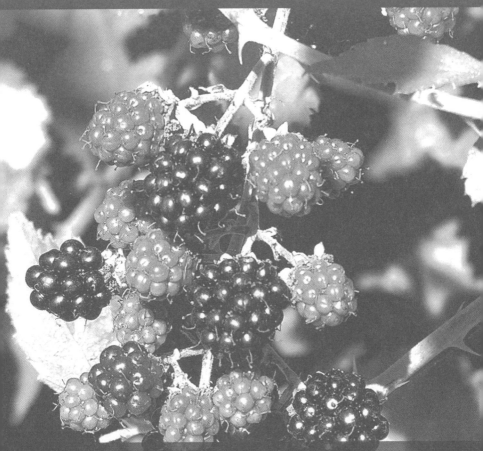

JULIE DAVENPORT

Las moras maduras tienen cuatro veces más vitamina C que las naranjas.

proteínas, 0,5% de fibra y 0,25% de grasas. Proporciona vitaminas A y C y minerales como potasio, calcio, cloro, magnesio, fósforo, sodio y azúcar.

Los melones amarillos son ricos en betacaroteno y ayudan a prevenir los procesos degenerativos. Son diuréticos y laxantes y resultan útiles para los problemas de retención de líquidos, y en caso de reuma o artritis. Regulan el nivel de ácido úrico y limpian los riñones.

Mora

Las moras pueden utilizarse de la misma forma que otras bayas como el arándano, la grosella, o la frambuesa.

La mora proporciona abundante betacaroteno, vitaminas C y E, y vitaminas del grupo B. Su contenido en vitamina C, cuando está madura, es cuatro veces superior al de las naranjas. Además, posee hierro, calcio, cobre, cloro, magnesio, fósforo, potasio, azufre y sodio. Su alto contenido de hierro y cobre hace que sean especialmente indicadas para prevenir la anemia.

Estos frutos contienen una respetable cantidad de azúcar de fácil asimilación, recomendable para los diabéticos o para las personas que, en un momento dado, necesitan un aporte extra de energía. Las moras se pueden utilizar para preparar salsas con las que acompañar carnes de vacuno y ave, o para diversos postres con nata, crema de leche o queso fresco.

Naranja y mandarina

El género *citrus* incluye numeroso árboles perennes y arbustos conocidos por sus frutos: naranja, mandarina, limón, lima, pomelo, cidra, pomelo... Las naranjas son ricas en betacaroteno y vitamina C, y poseen pequeñas cantidades de vitaminas del grupo B y E. También contienen calcio, magnesio, fós-

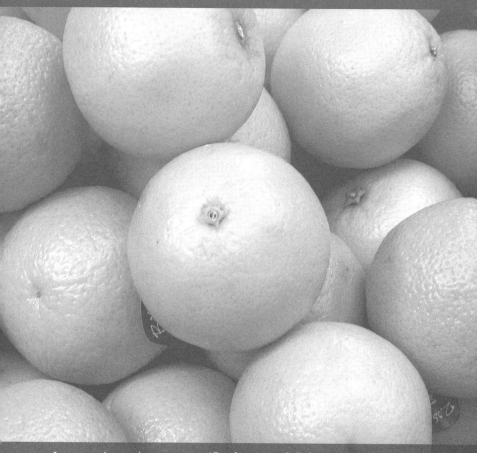

Las naranjas actúan como purificador natural de la sangre.

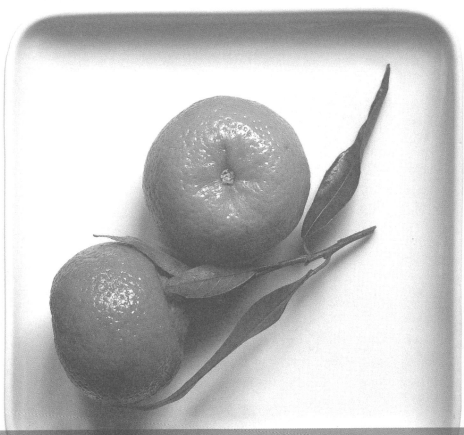

Las mandarinas tienen un efecto calmante sobre el sistema nervioso.

foro, y potasio. Son estomacales, antiespásmodicas y digestivas. Refuerzan el sistema inmunitario y actúan como purificador natural de la sangre y sedante del sistema nervioso.

Su zumo es fácilmente digerible y se recomienda en la convalecencia de enfermedades acompañadas de fiebre y diarrea. Son aconsejables para la piel y para cicatrizar heridas, fortalecen los capilares y el sistema vascular y actúan beneficiosamente en las varices.

Las mandarinas contienen más bromo que otros tipos de cítricos y, por tanto, poseen un notable efecto calmante sobre el sistema nervioso, muy adecuado para evitar insomnio. Toma por la mañana el zumo de dos naranjas mezcladas con el medio limón. Por la noche, puedes tomar el zumo de dos o tres mandarinas para relajarte.

Cocina con zumo de naranja para añadir sabor a las comidas y para ayudar a digerir mejor las grasas y asimilar el hierro. Las rodajas de naranja pueden añadirse a las ensaladas, combinadas con diversos ingredientes: lechuga, piña, espárragos, apio, brotes de soja, maíz...

Pera

Como ocurre con la manzana, existen miles de variedades de pera y su origen es antiquísimo. Su consumo se remonta a unos 3.000 años a. C.

Su porcentaje en agua es alto, presenta un 10% de azúcar y pequeñas cantidades de proteínas y grasa. Es rica en vitamina A, B, C, y en calcio, yodo, hierro, magnesio, fósforo, potasio, y azufre.

Es la fruta más adecuada para tratar las afecciones de reuma, gota, artritis, ya que su combinación de azúcares naturales, pectina y taninos disuelve el ácido úrico del organismo. Las peras facilitan la función intestinal, regulan las

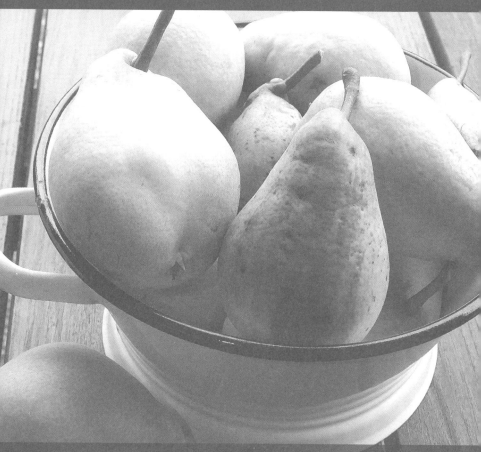

Es mejor no pelar las peras, porque la vitamina C se concentra en la piel.

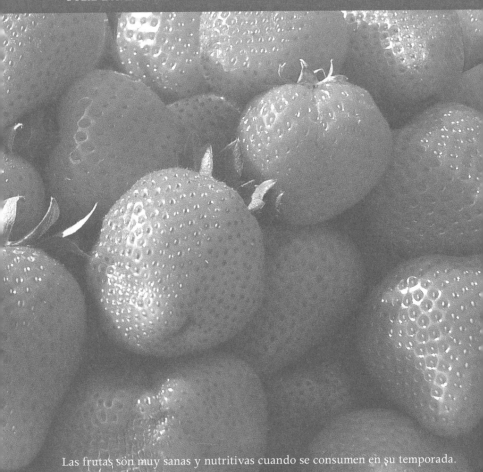

Las frutas son muy sanas y nutritivas cuando se consumen en su temporada.

presión sanguínea, fortalecen los riñones y fomentan las funciones cerebrales.

Es mejor no pelarlas porque la vitamina C se concentra en la piel. Puedes servirlas en macedonias, combinarlas con aguacate y usarlas para aderezar los platos de caza y carnes.

Piña

Esta deliciosa fruta puede usarse para desintoxicar el organismo y es una buena fuente de vitamina. La piña también proporciona calcio, magnesio, fósforo, potasio y sodio.

Contiene una enzima digestiva que la convierte en un excelente tónico estomacal, por tanto es ideal como postre porque estimula la digestión. La piña descongestiona y alivia el dolor de garganta y tiene propiedades antitérmicas. En caso de dolor de garganta, bebe el zumo lentamente, manteniéndolo unos segundos en la boca antes de tragarlo.

Resulta adecuada su combinación con carnes de personalidad fuerte, como el pato. También pueden freírse rodajas en platos al estilo chino, e incluso rebozarlas.

Plátano

Su origen se encuentra en la India y el sur de Asia, aunque actualmente se cultiva en todo el mundo, en climas donde no se producen heladas.

Los plátanos regulan el equilibrio del pH del organismo y son muy digestibles, por lo que es recomendable para niños, convalecientes y ancianos.

Su riqueza en calcio también ayuda a las personas mayores, ya que contrarresta la deficiencia de este mineral y fortalece los huesos frágiles.

Son también recomendables en caso de gastritis u otros trastornos digestivos. Tienen funciones protectoras para el

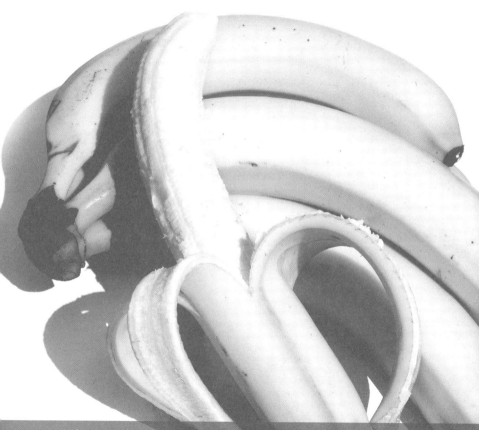

Los plátanos tienen funciones protectoras del corazón y los vasos sanguíneos.

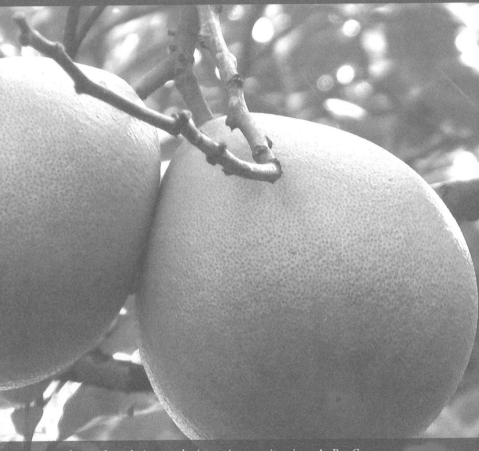

El pomelo es bajo en calorías y rico en vitaminas A, B y C.

corazón y los vasos sanguíneos, y ayudan a aliviar el síndrome premenstrual.

Puedes mezclar el plátano con los cereales del desayuno. Si se ponen en el horno, con su piel o envueltos en papel de aluminio, o bien se asan en la barbacoa, son inclusos más dulces y su sabor más intenso.

Pomelo

Bajo en calorías, el pomelo es rico en vitaminas A, B y C y desintoxica el organismo, lo que lo convierte en una fruta muy indicada para las dietas adelgazantes. Contiene también vitaminas E y P, y minerales como calcio, hierro, magnesio, fósforo y potasio. El pomelo fortalece los pulmones, facilita la secreción de los jugos gástricos y, si se toma por la mañana, actúa como diurético y purificador de la sangre. Una forma deliciosa y sana de consumir este cítrico consiste en endulzarlo con un poco de miel y pasarlo por el grill durante 10 minutos. Es un primer plato excelente.

Si lo tomas antes o después de un plato de carne, facilita la digestión de la grasa y la absorción de su contenido en hierro.

Sandía

Es uno de los frutos más refrescantes y tiene su origen en Oriente Próximo. Los árabes impulsaron su consumo.

La sandía es prácticamente agua y su contenido en azúcares no llega ni a la mitad del melón. Previene los procesos degenerativos, tiene propiedades diuréticas y también limpia los riñones. Es fruta muy depurativa que se digiere con facilidad. Las sandías son ideales para consumir frescas como postre o como desayuno y merienda, solas o mezclada con otras frutas. Por su escasez de calorías, las sandías pueden comerse como un pica-pica entre horas.

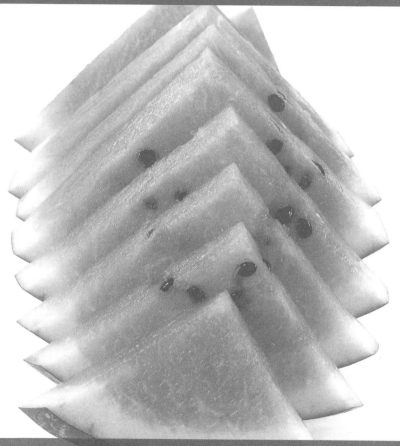

Las sandías son ideales para consumir de postre, como desayuno o merienda.

JULIE DAVENPORT

La uva regula el equilibrio del pH del organismo y las funciones intestinales.

Uva

La uva es uno de los mejores frutos tonificantes para el sistema nervioso, muy útil para tratar la pérdida de energía, el cansancio y la fatiga. Regula, asimismo, el equilibrio del pH del organismo y las funciones intestinales.

Las uvas blancas son muy recomendables para las dietas adelgazantes y para purificar el organismo, y las negras, para la circulación y el fortalecimiento de los vasos sanguíneos. Las uvas también se recomiendan en caso de dispepsia, estreñimiento, hemorroides, diabetes y retención de líquido.

Pueden añadirse a ensaladas y macedonias y, por supuesto, para consumir como postre.

Adereza platos de carnes con pasas, las cuales contienen azúcar fácilmente asimilable que neutraliza los ácidos formados en el organismo por la ingestión de productos de origen animal.

Propiedades nutritivas de la verduras

Si se consumen crudas, las verduras y hortalizas no pierden su valor vitamínico ni mineral, por lo que juegan un papel importante en la alimentación. En cambio, si se cuecen, pierden nutrientes. En todo caso, la cocción debe ser lo más corta posible.

Las verduras y hortalizas aportan al organismo un mínimo de calorías, ya que su contenido en albúmina, hidratos de carbono y grasas es muy bajo. Entre el 80% y el 90% del peso

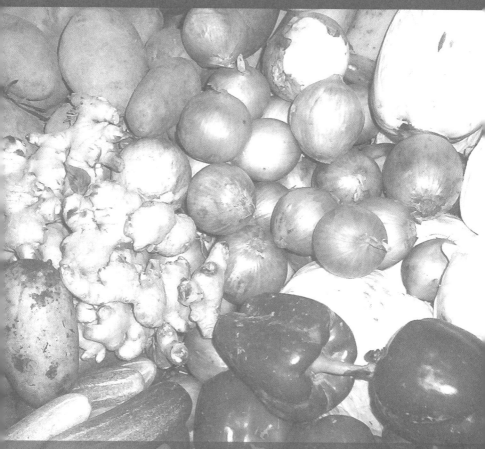

Las verduras son ricas en fibra, sustancia que facilita el tránsito intestinal.

total de las hortalizas es agua. Tienen grandes virtudes dietéticas, una gran variedad de sabores y una gran versatilidad culinaria. Casi todas, especialmente las verdes, contienen vitaminas A, B_1, B_2 y C, además de calcio, fósforo y hierro.

También son fuente de caroteno, vitamina C, sodio y magnesio. Se distinguen por su elevada digestibilidad, ya que la glucosa que contienen pasa directamente al flujo sanguíneo. Además, son ricas en fibra, sustancia que facilita el tránsito intestinal. Son aconsejables para todas las personas, pero especialmente para quienes quieren adelgazar o sufren diabetes.

Consejos de preparación

Al hervir las verduras se puede perder hasta un 45% de su riqueza en minerales y hasta un 40% de su contenido en vitamina C. Para cocer las verduras y las hortalizas es preciso utilizar una cantidad mínima de agua y mantener la olla bien cerrada. El mejor método de cocción es al vapor, ya que así no se disuelven las vitaminas en el agua.

Las patatas y otros tubérculos, así como las cebollas y la remolacha, se pueden cocer al horno o asar. Otra técnica que permite que las verduras conserven sus nutrientes es freírlas en wok. Los alimentos se fríen a fuego muy vivo, con lo que las verduras quedan muy crujientes.

Algunas variedades

Alcachofas

Las alcachofas son enérgicas, estimulantes y tonificantes, especialmente para el hígado y los riñones. Una de las sustan-

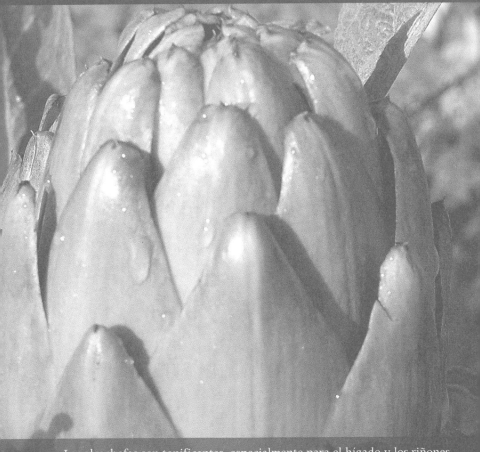

Las alcachofas son tonificantes, especialmente para el hígado y los riñones.

cias químicas que posee, la cinarina, mejora la función hepática y aumenta la producción de bilis, lo que favorece el metabolismo de las grasas en general.

Las alcachofas purifican la sangre, benefician al sistema nervioso y pueden usarse para combatir los trastornos intestinales. En este último caso, utiliza las hojas para preparar una tisana: hierve 50 g de hojas en 600 ml de agua durante 10 minutos; déjalo reposar durante 10 minutos más y, si quieres, puedes endulzarlo con un poco de miel.

Apio

Constituye un tónico estupendo para los nervios y remineraliza el organismo. Muy suave para el aparato digestivo y facilita la asimilación de otros alimentos.

Es uno de los mejores remedios que existe contra la gota, el reumatismo, los cólicos nefríticos y la ictericia. Debe estar siempre crujiente. Es muy útil para realzar el sabor de los caldos, sopas y estofados.

Apio nabo

Posee mucha más fibra y potasio que el apio y un contenido similar de vitamina C.

Es rico en minerales y un eficiente purificador y reconstituyente sanguíneo. Favorece el drenaje del hígado y también de los riñones.

Berenjenas

Si las vas a cocer, ponlas durante 3 o 4 horas en agua salada para que no despidan jugo negro. Si la vas a freír, evita que absorban aceite pasándolas previamente por clara de huevo.

Las berenjenas son diuréticas y estimulan los riñones, intestinos, hígado y páncreas.

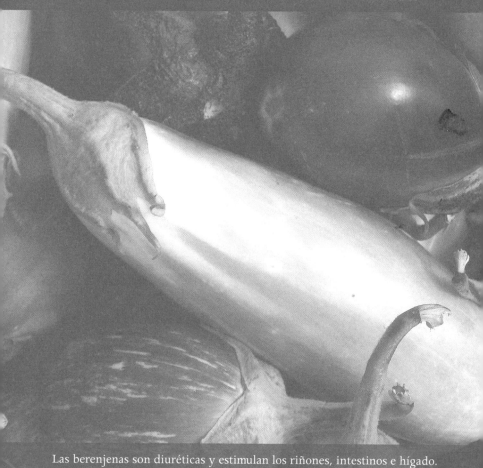

Las berenjenas son diuréticas y estimulan los riñones, intestinos e hígado.

Berro

En ensaladas da un contrapunto picante. No se conserva bien, así que consúmelo el mismo día de haberlo comprado.

Es muy rico en vitamina A y útil para tratar las bronquitis crónicas con mucosidades y para prevenir resfriados, gripes e infecciones víricas.

Si lo masticas lentamente evitarás inflamaciones e infecciones en las encías.

Brécol y coliflor

La mejor manera de comerlos es crudos y en pequeños ramilletes en ensaladas, o como aperitivo con salsas diferentes, ya que así conservan las vitaminas A, B, y C que contienen además de hierro, potasio, calcio, cobre y cinc.

Utiliza el agua de la cocción para hacer sopas, potajes, cremas o purés, ya que posee la mayoría de nutrientes.

Se recomienda para la artritis, el reuma y para las personas que padecen retención de líquidos.

Calabacín

Si es tierno, no hace falta pelarlo. Lo puedes comer crudo en ensalada, ya sea cortado en rodajas finas o ralladas.

El calabacín es diurético y laxante y, por la noche, actúa como un buen sedante para el sistema nervioso.

Calabaza

Tiene propiedades diuréticas y es rica en betacaroteno, que el organismo convierte en vitamina A. Puedes usarla rallada en ensaladas o cortar trozos grandes y hornearlos, lo que resulta mejor que hervirlos, ya que así la pulpa absorbe agua y se pierden vitaminas y minerales. La pulpa de la calabaza es expectorante, diurética y laxante.

Las semillas son muy nutritivas y tienen efecto calmante sobre el sistema nervioso.

Cebolla

Admite una cantidad increíble de preparaciones y es sumamente saludable. Si las consumes crudas, sobre todo, actúan como tónico y estimulante del sistema nervioso y del hígado. Son diuréticas, por lo que se aconsejan para la obesidad, el desequilibrio glandular y la retención de líquidos. También son antisépticas, expectorantes y digestivas.

Chirivía

Tomadas crudas, se aprovecha su alto contenido en vitamina B, aunque también pueden comerse hervidas. Las chirivías son mejores en otoño y en los meses de invierno, ya que poseen más sabor.

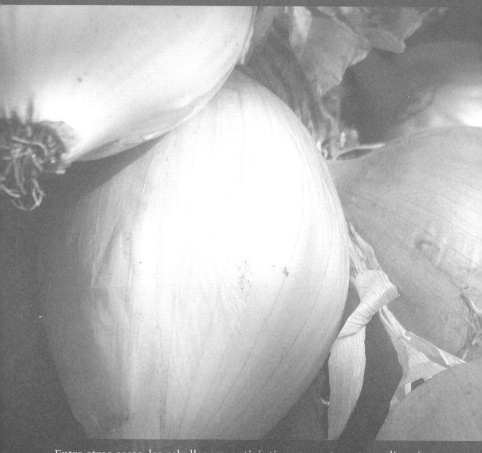

Entre otras cosas, las cebollas son antisépticas, expectorantes y digestivas.

Tienen propiedades diuréticas, por lo que se aconsejan a pacientes con gota y reuma, o para aliviar la cistitis.

Col

Rica en vitaminas A, B, C, y en calcio, yodo, hierro, magnesio, fósforo, potasio, y azufre. La col y las coles de Bruselas son muy eficaces cuando hay problemas respiratorios como asma, tos y resfriados.

Endibias

Si las dejas en remojo, lo único que conseguirás es que se vuelvan más amargas. En la base de la endibia corta un pequeño cono de 1-2 cm de profundidad, pues en esa parte se suele concentrar el amargor. Son fáciles de digerir, lubricantes y buenas para los intestinos. Si sufres problemas digestivos, consúmelas cocidas, ya que son más efectivas.

Espárragos

Átalos en un manojo y cuece primero, durante unos minutos, los extremos, y posteriormente sumerge las puntas. De esta forma quedarán hechos de modo uniforme y no se desharán.

Los espárragos son diuréticos y purificadores. Se usan para aliviar la hipertensión, retención de líquidos, gota, etc.

Espinacas

Lava las espinacas y ponlas en una cacerola para que se cuezan. De esta manera no perderán su color verde y conservarán en mayor medida sus vitaminas y sales minerales.

Las espinacas contienen calcio para los huesos y músculos y facilita la absorción de minerales. Las espinacas son buenas para el corazón, la anemia, los nervios, las depresiones, la fatiga, etc. Su contenido en clorofila puede ayudar a quienes acusen demasiado el cambio de estaciones.

Guisantes

Contienen vitaminas A y C en cantidades bastante altas. Los puedes comer crudos o cocerlos un poco. Son estimulantes y energéticos.

Habas

No pongas a hervir en frío las habas gordas, sino que debes echarlas en agua salada hirviendo. Para que no pierdan su color ponlas a hervir con la olla destapada.

Judías verdes

No necesitan cocerse mucho; 500 g, por ejemplo, precisan solo cuatro minutos de hervor. Otra forma muy sana de prepararlas es al vapor.

Son ricas en vitaminas A, B, C, y proporcionan energía gracias a su contenido en sales minerales. Son adecuadas para

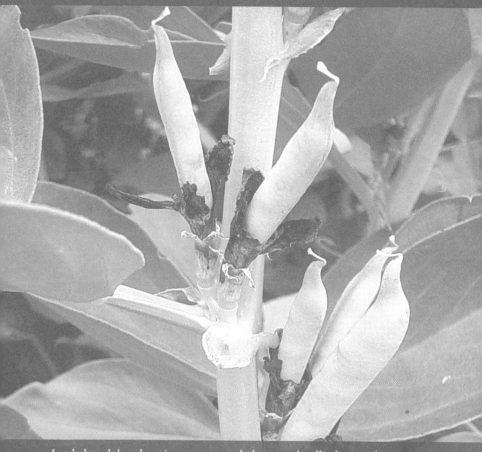

Las habas deben hervirse en agua salada y con la olla destapada.

los trastornos cardíacos y renales, y para enfermedades de tipo reumático o relacionadas con la retención de líquido.

Lechuga

Rica en vitaminas A, B, C, D y E, calcio, cobre, hierro, fósforo y potasio, constituye un excelente remedio para el estreñimiento y es diurética. Puedes comerla en ensaladas aderezadas con aceite de oliva virgen. Es un gran remedio contra el estreñimiento y el insomnio, ya que tiene un notable efecto calmante sobre el sistema nervioso.

Nabo

Puedes rallarlos para comerlos crudos junto con otros tubérculos como chirivías o zanahorias, y aliñarlos con aceite y zumo de limón. Para usar los nabos como verdura, córtalos en dados y cuécelos ligeramente.

El nabo es muy rico en calcio y una buena fuente de magnesio, potasio y hierro. Se recomienda para el sistema nervioso cansado o deficiente, y para desintoxicar el organismo y purificar la sangre.

Los nabos deberían formar parte de la dieta de quienes sufren problemas asmáticos o alergias.

Pepino

Contiene vitaminas A, C, y calcio, hierro, magnesio, fósforo y potasio, pero su mejor función es que purifica la sangre y favorece la diuresis. Ideal para consumir en ensaladas.

Puerro

Puedes comerlos crudos, cortados muy finos, en ensaladas o cocidos al vapor. Los puerros son diuréticos, antisépticos y emolientes.

Rábano

Lo mejor es comerlo rallado o en rodajas en ensaladas, o crudo y entero como aperitivo.

Rico en vitaminas B y C, y en calcio, yodo, hierro, fósforo y potasio, posee propiedades expectorantes, combate la bronquitis, resfriados y gripes, y es antiséptico.

Remolacha

Cuando se cuece la remolacha se pierden muchos de sus nutrientes, especialmente en vitamina C. Es mejor comerla cruda y, para ello, hay que limpiarla y pelarla con cuidado. Es ideal para rallar y usar en ensaladas, aunque también se puede añadir en las sopas o con otras verduras.

Es muy enérgica, fortalece el aparato digestivo, facilita el crecimiento de los huesos y tiene un efecto sedante si te encuentras algo nervioso.

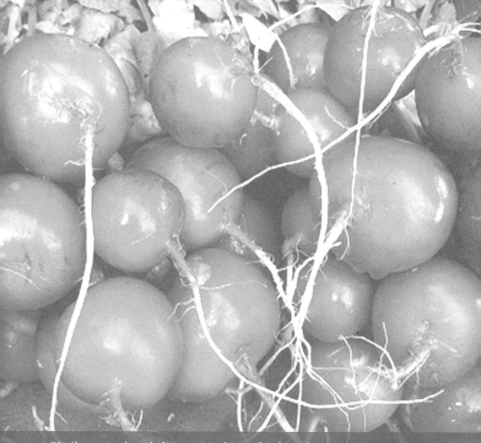

El rábano combate la bronquitis, los resfriados y la gripe, y es antiséptico.

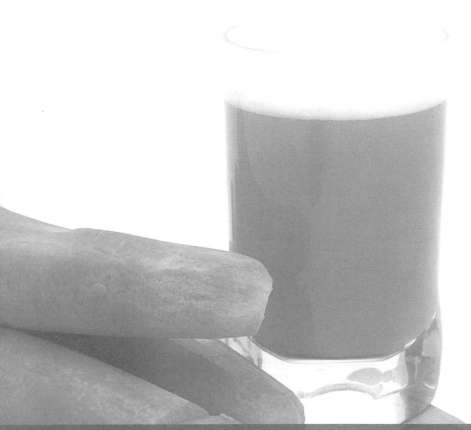

Las zanahorias benefician la piel y la sangre, y mejoran la vista.

Zanahorias

Si las vas a consumir crudas, alíñalas con zumo de limón, pues quedan más sabrosas que con vinagre. Si piensas cocerlas, añade una pizca de azúcar al agua para que tengan mejor gusto.

Si cortas las zanahorias en rodajas y las cueces al vapor durante diez minutos, quedan perfectas.

Las zanahorias sirven para tratar numerosos problemas digestivos como colitis y diarrea, estimulan el hígado, refuerzan el sistema inmunitario, benefician la piel y la sangre, y mejoran la vista.

Propiedades nutritivas
de las legumbres

Las legumbres, que forman parte de la dieta de la humanidad desde hace miles de años, son componentes imprescindibles en una alimentación sana y equilibrada.

Junto con los frutos secos, las legumbres son los vegetales con mayor contenido proteico. Su contenido en almidón alcanza hasta el 60% de su peso; el de proteínas, hasta el 20-25%; el de lípidos, del 2% al 4%, y el de agua, el 10%. Para aumentar el nivel de aprovechamiento de las proteínas de las

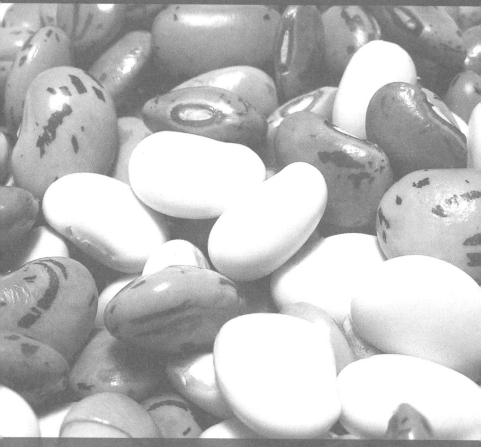

Las legumbres son imprescindibles en una alimentación sana y equilibrada.

legumbres deben combinarse con cereales y con algún fruto seco o semillas. Sin embargo, algunos preparados a base de soja, como el tofu, permite un aprovechamiento proteico del 65%. Las leguminosas poseen un alto valor energético, como los cereales, pero el doble de proteínas.

Las legumbres son ricas en hierro (sobre todo las alubias), fósforo, calcio y magnesio. Poseen buenos porcentajes de vitaminas B_1 y B_2, y las legumbres frescas o germinadas tienen notables cantidades de vitaminas A y C.

Las legumbres poseen casi la misma cantidad de fibra que las verduras, pero hasta 20 veces más de hidratos de carbono. Dada su excepcional capacidad de proporcionar energía, son ideales para las personas que realizan trabajos físico duros y para quienes efectúen sobreesfuerzos mentales.

Deben limitar su consumo las personas de cierta edad o las que llevan una vida muy sedentaria.

Consejos de preparación

Las mejores legumbres son los de aspecto prieto, sin arrugas y de color brillante. Conservadas en recipientes herméticos, en un lugar fresco y protegido de la luz, se mantienen en buenas condiciones hasta los seis meses. Sin embargo, cuanto más tiempo transcurre desde la recogida hasta el momento de consumirse, más se endurecen y más tiempo de cocción precisan. Lo primero es lavarlas para eliminar el polvo y, acto seguido, ya pueden ponerse en remojo.

Todas las legumbres, excepto las lentejas, deben permanecer en agua al menos durante toda una noche para rehidratarlas. Después, deben cubrirse con agua fría, llevarlas a ebullición y hervirlas durante 10 minutos antes de cambiar el agua y dejar paso a una cocción más larga y lenta. No debe añadirse sal al agua de cocción porque se endurece la piel, ni tampoco debe emplearse agua muy calcárea, pero puede añadirse un chorrito de aceite para ayudar a que se ablanden. Las legumbres se salan una vez están cocidas.

Para evitar que sean flatulentas, se recomienda desechar el agua donde se han hervido y cocinarlas con hierba aromática que limite sus efectos. La ajedrea es excelente para este cometido, además del laurel, el tomillo, el eneldo, el clavo y el comino. Otra forma de evitar flatulencias consiste en complementarlas con cereales y verduras, que se añaden crudas a mitad de cocción, o bien se saltean cuando las legumbres están casi cocidas.

En todo caso, es importante ensalivar correctamente las legumbres y masticarlas por completo para evitar efectos secundarios.

La proporción entre el agua y las legumbres debe ser de 3 a 1 al preparar legumbres cocidas, y de 5 a 1 si se trata de

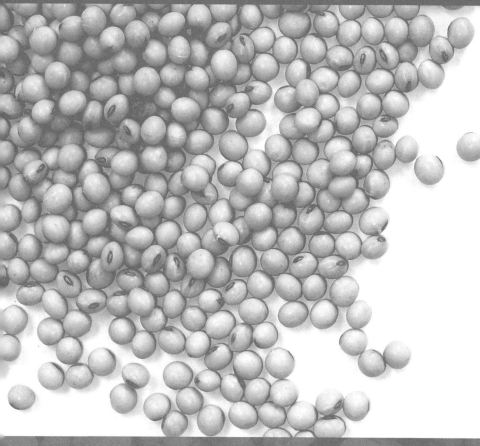

Las legumbres deben salarse una vez están cocidas.

preparar una sopa. También son ideales para elaborar sopas, caldos, y purés, y admiten todo tipo de combinaciones: potajes, guisos, estofados…

Pueden germinarse para multiplicar su contenido en vitaminas o elaborar patés para untar o usar como relleno de canelones o lasaña.

Alubias

Existen numerosas variedades, entre las que se cuentan judías blancas, rojas y negras, frijoles, judías de careta, frijoles de media luna, *cannellini*, blanca riñón, *faves*, tolosanas, canela de León… Son ricas en calcio, magnesio, hierro, cobre, manganeso y vitaminas B_1 y B_2.

Los frijoles (también conocidos como habichuelas) son judías de sabor dulce, muy populares en el Caribe y en Centroamérica, que pueden usarse en sopas, ensaladas y platos salados, e incluso para elaborar postres como las habichuelas en dulce. Las judías rojas se usan en sopas, guisos, ensaladas y en los platos picantes de la cocina mexicana.

Las judías mungo, conocidas popularmente como soja verde proporcionan un buen aporte de proteínas y tienen un aprovechamiento del 57% el más elevado después de la soja.

Guisantes

Los guisantes frescos pueden comerse crudos, aunque su temporada es muy corta.

Secos, requieren toda una noche en remojo, pero incluso así, su aporte vitamínico no tiene comparación con otras legumbres. Proporciona hierro, fosfatos, potasio, vitaminas del grupo B y lecitina.

Existen dos tipos básicos de guisantes: el de vaina comestible y el que solo puede aprovecharse el grano. Son adecuados para preparar sopas y purés, y también para saltear con jamón o combinar con todo tipo de hortalizas y verduras.

Garbanzos

Son muy mediterráneos y poco conocidos en Europa Central o América. Muy enérgicos, poseen una importante proporción de su peso en almidón (60%) y presentan una elevada cantidad de proteínas (18-22%).

El garbanzo, además de combinarse como el resto de las legumbres, pueden usarse como hacen en la India, entero y chafado para preparar *curries* o *dhal*s: molido como harina para hacer masa de pan o tartas, y como ingrediente de cocidos de verduras o mezclado con carne.

Los garbanzos purifican las vías urinarias y son beneficiosos para las alteraciones nerviosas y la fatiga.

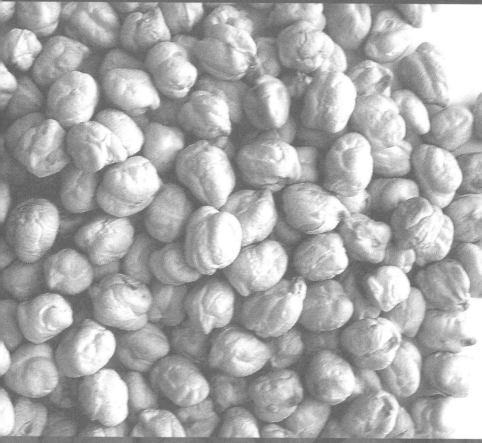

El garbanzo se usa como ingrediente de cocidos de verduras o carne.

Habas

Tiernas, constituyen una hortaliza equiparable al guisante y contienen gran cantidad de vitamina C; al secarse adquieren la concentración proteica de las legumbres. Precisan una cocción larga y lenta.

Las habas secas pueden realzar su sabor con hierbas aromáticas como tomillo y mejorana.

Lentejas

Las lentejas son muy nutritivas y especialmente recomendables para niños, ancianos y embarazadas.

Aunque no hace falta dejarlas en agua antes de cocinarlas, deben lavarse bien. La mitad de su peso lo constituyen hidratos de carbono, y una cuarta parte, proteínas.

Son muy gustosas y pueden cocerse con verduras, cebolla y hierbas aromáticas como ajo o tomillo.

Las lentejas son muy buenas mezcladas con arroz o con patatas, y también se pueden tomar en ensaladas mezcladas con escarola, lechuga, col roja…

Soja

Es una semilla muy dura que debe cocerse a conciencia, ya que solo una prolongada cocción logra destruir una enzima que limita la digestión de las proteínas.

La soja como el resto de legumbres, debe dejarse en remojo toda una noche, y tiene que hervir entre dos o tres horas.

La soja es mucho más proteica que cualquier otra legumbre y de ella se derivan alimentos como el tofu o tempeh, que pueden sustituir a la carne.

Propiedades nutritivas de los cereales

Los cereales son los frutos de unas plantas herbáceas monocotiledóneas de la familia de las gramíneas. Las características de todas las variedades son parecidas: raíces numerosas, tallo fino, hojas envolventes y alargadas, y frutos agrupados en torno a una espiga.

Los cereales son capaces de suministrar todos los nutrientes y sustancias vitales: vitaminas, sales minerales, oligoelementos, fibra… A pesar de que son muy recomendables por su

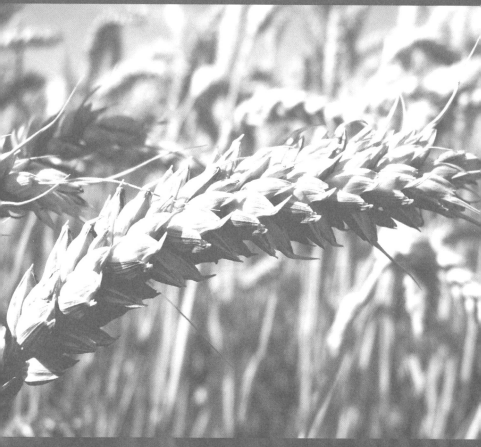

Los cereales son una importante fuente de hidratos de carbono.

composición equilibrada, hay que tener en cuenta que demasiados cereales pueden producir acidez. Para compensarlo no debes descuidar la ingestión de verduras frescas y frutas.

Los cereales son indispensables para la dieta vegetariana, ya que pueden consumirse de diversas maneras: en harina, pan, cocidos, añadidos a otros alimentos, en copos... Constituye una importante fuente de hidratos de carbono, principalmente glúcidos que proporcionan energía y se asimilan lentamente.

Los cereales son ricos en vitaminas B y E, y también en fibra, hierro, fósforo y, en menor medida, calcio. Los cereales geminados contienen mucha vitamina C.

Por su capacidad energética y su coste representan un alimento básico en la dieta de gran parte de la población mundial, sobre todo si se consumen de forma integral, porque en la cutícula y en el germen del cereal es donde se encuentra la mayor concentración de proteínas, lípidos y minerales. La cáscara del grano, aunque poco digerible, constituye una fuente excelente de fibra, que se pierde en el proceso industrial de refinado: la harina refinada de trigo carece de hasta el 60% de sus propiedades nutritivas originales.

Consejos de cocción

Antes de cocer los cereales, examínalos para retirar posibles impurezas y lávalos bien. Ten en cuenta que un tazón de cereales es suficiente para 2 o 3 personas.

Toma una olla con tapa que ajuste lo mejor posible y unta el interior con un poco de aceite para evitar que se pegue el grano. Coloca el cereal en la olla con algo de agua y tápala. Cuando hierva y el vapor se escape por los bordes, destapa un poco la olla y deja que el grano se cueza a fuego vivo unos 10 minutos, según cada cereal. Añade la sal, baja el fuego y tapa de nuevo. No vuelvas a levantar la tapa hasta que el cereal esté cocido. Una vez retirada la olla del fuego, remueve bien y deja reposar unos minutos.

Puedes añadir especias o verduras como condimento, o mezclar con arroz para obtener un plato más consistente y sabroso. El mijo, la avena, o el arroz son ideales para elaborar papillas para el desayuno.

Tiempos de cocción

- Arroz: Calcula 2 tazones de agua por un tazón de cereales y un tiempo de cocción entre 25-30 minutos (10 minutos en olla a presión).

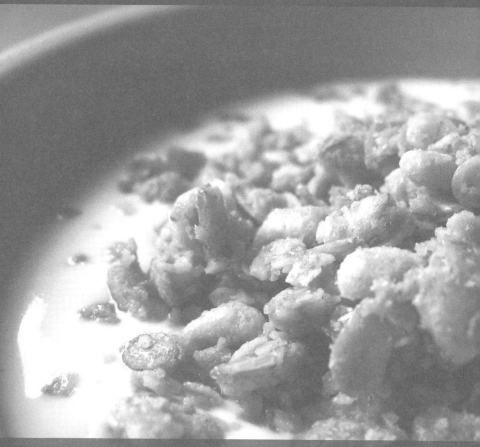

El mijo y la avena son ideales para elaborar papillas para el desayuno.

- Avena: Calcula 3 tazones de agua por tazón de cereal y un tiempo de cocción de 30-35 minutos (12 minutos en olla a presión).
- Cebada: Calcula 4 tazones de agua por tazón de cereal y un tiempo de cocción de 50-60 minutos (20 minutos en olla a presión).
- Centeno: Una noche en remojo. Calcula 3 tazones de agua por tazón de cereales y un tiempo de cocción de 50-60 minutos (20 minutos en olla a presión).
- Maíz: Agua abundante. Tiempo de cocción de 5-10 minutos.
- Mijo: Calcula 3 tazones de agua por tazón de cereales y un tiempo de cocción de 20 minutos (8 en olla a presión).
- Trigo: Calcula 4 tazones de agua por tazón de cereales y un tiempo de cocción de 50-60 minutos (20 minutos en olla a presión).

Arroz

Su cultivo se remonta al año 3000 a. C. Llegó a Europa desde el Extremo Oriente y hoy día sigue siendo la base fundamental de la dieta de gran número de pueblos asiáticos, sudamericanos y africanos, hasta el punto de que la alimentación de media humanidad depende de este cereal.

Su principal cualidad es su aporte energético (contiene casi un 80% de fécula) ya que es el cereal más pobre en proteínas y grasas. Se digiere fácilmente.

– Los arroces integrales, silvestres y morenos conservan casi intactas sus cualidades nutritivas, aunque precisa una cocción más prolongada.

– El arroz en copos es ideal para preparar muesli.

– El arroz de grano corto se utiliza para postres, ya que se abre tras una cocción prolongada y queda como una masa pegajosa, y el arroz de grano largo puede quedar suelto, por lo que es más indicado para elaborar paellas y otros platos de cocción prolongada.

– El vaporizado es un tipo de arroz que no se pega y puede recalentarse sin problemas.

El arroz contiene calcio, hierro, fósforo, y vitaminas del grupo B, sobre todo en el caso del arroz integral.

El arroz integral puede desintoxicar el cuerpo, ayuda a combatir la degeneración de las arterias y, como posee propiedades hipotensoras, constituye un alimento ideal para quienes sufren insuficiencia cardíaca o renal o padecen edemas.

Al preparar el arroz hay que poner la dosis justa de agua y no remover ni destapar, pues el vapor facilita la cocción. La proporción mínima es de dos partes de agua por cada parte de arroz, si bien hay quien prefiere poner más cantidad de agua.

Para que el arroz quede más suelto, puede añadir unas gotas de limón.

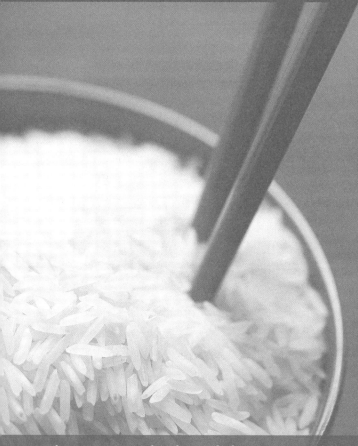

El arroz contiene calcio, hierro, fósforo y vitaminas del grupo B.

Avena

La harina de la avena contiene más proteínas y grasas que otros cereales; por este motivo, se conserva durante más tiempo.

La avena es rica en fibra, vitamina B y minerales como el hierro, fósforo y potasio. Es un cereal de gran poder alimenticio que estimula el funcionamiento de la glándula tiroides y mejora la resistencia al frío. Rico en grasas fácilmente asimilables, es el cereal más adecuado para el invierno.

En los países anglosajones tiene una gran aceptación, sobre todo en el tradicional *porridge* escocés y en el saludable muesli.

El muesli se prepara a partir de copos de avena y yogur o leche, miel, frutos secos y manzanas, mientras que el *porridge* se elabora a partir de harina de avena mezclada con agua o, en ocasiones, leche.

La avena es diurética y presenta propiedades hipogluce-miantes, por lo que se recomienda a los diabéticos. Sin embargo, también contiene purinas, por lo que no es un alimento recomendable para los que padecen gota o artritis.

Cebada

Se conoce desde muy antiguo, pues ya se cultivaba hace más de 4.000 años en regiones como Nepal y Abisinia.

Aunque su importancia como alimento ha disminuido, todavía se usa para elaborar cerveza y whisky. La malta, que es muy digestiva y estimulante se emplea para sustituir al café, se elabora haciendo germinar la cebada, secándola, tostándola con melaza para que se oscurezca y moliéndola como si fuera harina.

La cebada mondada, que es la más recomendable en dietética, procede del simple descascarillado del grano, y es rica en proteínas, mientras que la cebada perlada, que es refinada, pulida y blanqueada como el arroz blanco, pierde gran cantidad de nutrientes.

La cebada en papilla calma las afecciones inflamatorias del sistema digestivo y de las vías urinarias.

Para el verano se puede elaborar agua de cebada, una bebida muy refrescante y aconsejable para suavizar problemas digestivos y drenar las vías biliares. Se prepara hirviendo 40 g de cebada mondada en un litro de agua durante 30 minutos. Se filtra y se endulza al gusto.

Centeno

Parecido al trigo en muchos aspectos, también es panificable y constituía el cereal de mayor consumo entre los pueblos bárbaros que llegaron a Europa desde el norte. Es uno de los cereales de cáscara más dura y puede costar digerirlo si se

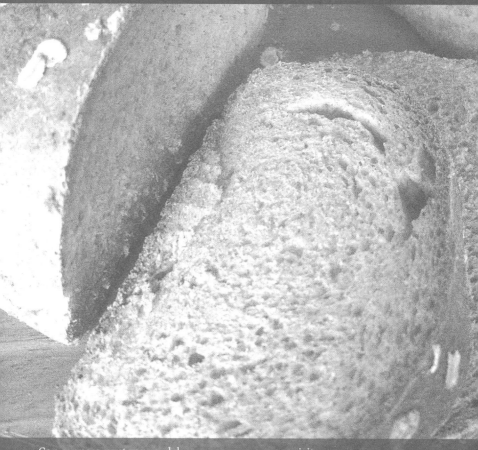

Con avena o centeno se elaboran unos panes exquisitos.

hierve simplemente, pero representa un excelente fluidificante: flexibiliza los vasos sanguíneos y ayuda a combatir la hipertensión, la arteriosclerosis y la enfermedades vasculares en general.

El centeno no posee tanta cantidad de proteínas como el trigo y su contenido en hidratos de carbono y lípidos es más bajo, pero presenta mayor riqueza de calcio, hierro, fósforo, potasio y vitaminas del grupo B_3, lo que antiguamente originaba la pelagra, pero hoy en día se compensa con la gran variedad de alimentos.

Para complementar sus nutrientes, es ideal mezclarla con el trigo y la avena.

Puedes preparar una bebida energética hirviendo 30 g de granos de centeno por cada litro de agua durante 10 minutos. Después lo cuelas y añades un poco de zumo de limón y miel. Esta bebida también actúa como laxante.

Maíz

El maíz es una planta de rápido crecimiento, originaria de Sudamérica y que se introdujo posteriormente en Europa. Lo cultivaban los aztecas, chibchas, incas y mayas, quienes conocían hasta 80 variedades distintas.

Es un cereal enérgico, rico en proteínas y grasas. Su aceite, muy bajo en ácidos grasos saturados, se recomienda a las personas con exceso de colesterol en la sangre. Mezclado con legumbres como las habas, proporciona proteínas de alto valor biológico. El maíz es rico en vitaminas A, B y C, y minerales como calcio, hierro, potasio, y cinc.

Hierve el maíz ligeramente para no eliminar la vitamina C y sírvelo con otros productos ricos en esta vitamina.

El maíz no contiene gluten, por lo que las personas celíacas pueden consumirlo perfectamente incluso en forma de pan y papillas elaboradas con su harina.

Se encuentra en una gran variedad de presentaciones: harina, muy utilizada en repostería; sémola, que se elabora con la fina capa exterior; palomitas; maíz dulce, que puede presentarse en mazorcas para asar; harina tostada de maíz, que sirve para preparar el gofio canario, polenta, que otorga al cuscús su textura granulosa, granos germinados, que aumentan su contenido en lisina y triptófano, etc.

Mijo

Este cereal es aún el alimento tradicional de buena parte del África subsahariana y extensas regiones de China y el sur del Himalaya: más de 400 millones de personas en el mundo se alimentan de mijo, que formó parte de la dieta de los galos, griegos, asirios, tártaros y etruscos.

Existen diversas variedades, según el color y la calidad del grano: blanco, negro, rojo… El más apreciado es el mijo do-

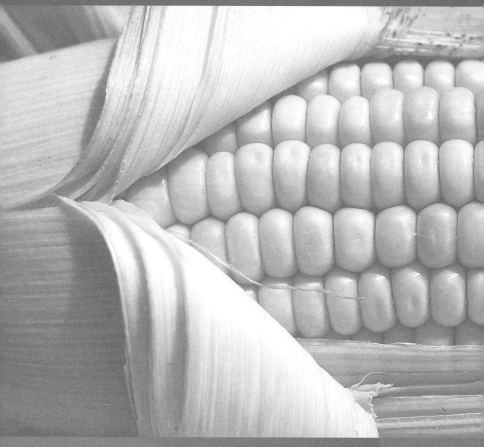

El maíz es rico en vitaminas A, B y C, y minerales como calcio, hierro y cinc.

rado, que tiene un mejor sabor. El mijo es muy rico en proteínas, vitaminas A y B, además de lecitina, fósforo, magnesio, calcio, silicio y hierro. Es muy recomendable para las personas que padecen fatiga intelectual, depresión nerviosa o anemia.

La harina de mijo, aunque muy apropiada para elaborar pan por su pobreza en gluten, puede usarse para espesar estofados y guisos, a los que aporta nutrientes y sabor. También se presenta en forma de granos y copos, que pueden cocerse en potajes o comerse crudos.

El mijo es el único cereal que posee los ocho aminoácidos esenciales.

Trigo
El trigo es el cereal más adaptado a las regiones templadas y ha evolucionado relativamente poco desde sus primeros cul-

tivos, hace unos 10.000 años. Existen múltiples variedades: alonso, candeal, marzal, durillo, lampiño, redondillo… Se considera el cereal más equilibrado, muy rico en proteínas, y constituye un alimento energético de primer orden.

El trigo, muy versátil, puede consumirse en forma de gachas, papillas, copos, germinado, crudo en muesli, cocido, etc. El salvado de trigo se conoce por su uso como fibra en el tratamiento del estreñimiento. El germen de trigo, muy rico en vitamina E, puede esparcirse sobre otros cereales, sobre la fruta, el yogur o gran cantidad de platos para enriquecerlos.

La pasta alimenticia

Se elabora con trigo duro que, al molerlo, proporciona una harina amarilla granulosa, que se lamina para obtener los diferentes tipos de pasta. La pasta contiene 72% de hidratos de carbono, 11% de proteínas, 1% de grasas, 12% de agua, 1% de minerales y 2-3% de fibra.

Para cocer la pasta hay que usar la cantidad ideal de agua. La proporción normal es de 1 litro de agua y 10 g de sal por cada 100 g de pasta. Echa la sal cuando el agua hierva a borbotones y, seguidamente, la pasta. Si se trata de pasta corta, espárcela, y en el caso de pasta larga, añádela en forma de abanico.

Cuece la pasta en una olla grande sin tapar. Cuando la pasta esté al dente, escúrrela inmediatamente. No la pases nunca por agua fría, ya que pierde la vitaminas, minerales y sabor, e incluso puede rechazar los condimentos y quedarse empapada de agua.

El pan
Las levaduras prensadas utilizadas actualmente en panadería son, en realidad, levaduras de cerveza con la simple mi-

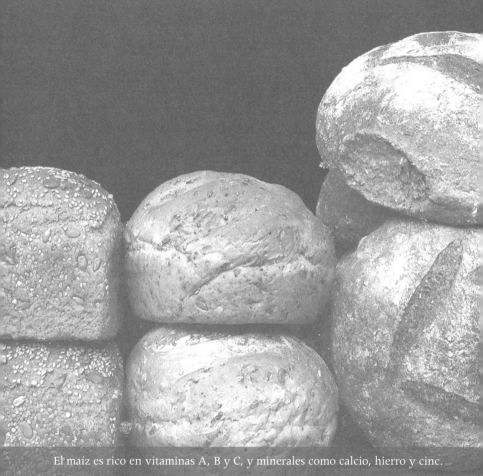

El maíz es rico en vitaminas A, B y C, y minerales como calcio, hierro y cinc.

sión de gasificar la masa sin producir la fermentación completa. El corto período entre la preparación de la masa y su cocción resulta insuficiente para realizar una buena fermentación y únicamente produce una gran cantidad de dióxido de carbono.

El pan con levadura natural se elabora partiendo de bacterias lácticas y de levaduras responsables de la fermentación láctica y alcohólica. Gracias a la lentitud de esta fermentación, el ácido fítico del salvado queda predigerido y no irrita el sistema digestivo.

Aunque hacer pan en casa ocupa un tiempo considerable, es mucho más sano que el se vende normalmente en las panaderías. Para ello es preciso disponer de levadura madre que, a partir de la harina de trigo integral, puede encontrarse en algunos establecimientos de alimentación natural.

20 recetas sanas

Arroz integral y verduras
El arroz lo podemos cocer previamente y guardarlo en la nevera hasta que lo necesitemos.

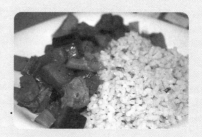

- *2 tazas de arroz integral cocido*
- *1 tallo de apio fresco*
- *½ guindilla roja*
- *1 taza de judías pintas cocidas*
- *2 escalonias*
- *aceite prensado en frío y salsa de menta al gusto*

Salsa de menta
1 cucharada de menta fresca trinchada
1 cucharada de miel
2 cucharadas de zumo de uva
½ taza de agua

Si en lugar de hervir judías pintas utilizas un bote de legumbres cocidas, al enjuagarlas se procurará escurrir el agua completamente. Se cortan las verduras en pedazos pequeños, se añade el arroz y se sazona con el aceite. Servir en un bol de cristal. Para hacer la salsa de menta, se cortan las hojas, se añade miel y el agua y en un cazo se deja hervir a fuego lento. Tras hervir a fuego lento durante unos minutos, se deja enfriar.

Pastelitos de sésamo
- *90 g de semillas de girasol (molidas)*
- *½ taza de cebolla en rodajas*
- *1 huevo y dos cucharadas de jugo de tomate*
- *½ taza de pimiento cortada en aros y perejil picado*

- *½ taza de tomata en rodajas*
- *1 taza de hierbas finamente cortadas (romero, tomillo, menta y salvia)*

Se mezclan las semillas y la verdura, se sazona después y se añaden el huevo y el jugo de tomate. Confeccionamos pequeños pastelitos. Sobre una bandeja engrasada con una ligera capa de aceite, se deja hornear a 180 ºC, veinticinco minutos de cada lado.

Pastel de anacardos
- *1 taza de anacardos picantes*
- *1 taza de pulpa de tomate*
- *2 huevos*
- *½ taza de requesón*
- *1 taza de apio en rodajas*
- *1 taza de cebolla picada*
- *hierbas al gusto*

Se ponen los ingredientes en la batidora y se baten hasta que quede una crema homogénea. Extendemos la crema en una bandeja y se deja cocer en el horno durante treinta o cuarenta minutos. Servir caliente o fría.

Pastel de lentejas
- *1 taza de lentejas o de judías secas*
- *1 taza de cebolla picada*
- *1 taza de apio en rodajas*
- *1 taza de zanahorias en rodajas*

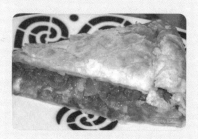

- *3-4 tazas de agua*
- *1 cucharada de hierbas variadas*
- *1 cucharada de perejil*

Se hierven las lentejas o las judías en agua hasta que estén blandas, pero procurando no dejarlas más de media hora para evitar que se deshagan. Se añaden las verduras y se hierven hasta que queden tiernas y espesas. Agregamos el perejil y las hierbas trinchadas. Se ponen en una fuente para el horno, se cubren con un puré de patata y se adornan con unas pellas de mantequilla sin sal. Dorar en el horno o el grill.

Suprema de aguacate
- *2 aguacates maduros*
- *zumo de limón*
- *4 escalonias cortadas en rodajas*
- *½ taza de perejil trinchado*

- *1 taza de anacardos molidos*
- *1/3 taza de nata acidificada*

Se chafan los aguacates hasta obtener un puré. Se añade el zumo de limón inmediatamente. Se agregan los demás ingredientes y se mezcla bien. Se pone todo en una fuente para el horno y se mantiene a temperatura moderada durante quince o veinte minutos, teniendo en cuenta que se trata de calentar bien pero no cocer. Servir con ensalada y con judías verdes.

Trucha con limón al horno
- *2 truchas*
- *2 cucharaditas de ajo en rodajas*
- *½ taza de perejil trinchado*
- *zumo de dos limones*
- *½ taza de agua*

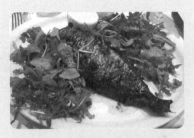

Se lavan las truchas y se colocan en una fuente para el horno. Se rellenan de ajo y perejil. Se rocían con limón y agua, se tapa y se deja en el horno a 190 °C durante cuarenta o cincuenta minutos, dándole la vuelta al pescado cada tanto.

Crema de verduras al vapor
- *1 lata de zumo de tomate*
- *1 cucharadita de quelpo en polvo*
- *1 taza de agua*
- *1 litro de caldo vegetal*

- *1 taza de harina integral*
- *1 cubito de caldo*

En una olla se cuecen el zumo de tomate, el caldo, el quelpo y el cubito de caldo hasta llevar a la ebullición, y se deja cocer a fuego lento durante cinco minutos, removiendo continuamente. Se retira del fuego. Se mezcla la harina con el agua hasta obtener una pasta. Se vuelve a poner la olla al fuego y se añade esta pasta lentamente. Se deja cocer a fuego lento removiendo hasta que se espese. Sírvelo en bols.

Dip de aguacate y ricotta

- *1 aguacate maduro*
- *½ taza de queso ricotta*
- *1 cucharadita de limón*
- *½ cucharadita de comino molido*

Se mezclan bien todos los ingredientes hasta obtener una masa homogénea y se deja enfriar en la nevera. Se adereza con páprika o perejil fresco. Sírvase con crudités de hortalizas frescas, como zanahoria o apio.

Ensalada Waldorf

- *½ taza de nueces cortadas*
- *1 tallo de apio en rodajas*
- *1 manzana verde en cubitos*
- *yogur o mayonesa para ligar*

Se mezclan todos los ingredientes y el aliño. Sírvelo sobre una base de lechuga o adereza con fruta como manzana, pera o papaya. Añade algunas ciruelas por encima.

Crujiente de manzana y apio

- *1 manzana verde*
- *1-2 tallos de apio*

- *1 cucharadita de yogur*
- *1 cucharadita de nata*

Se sacan las semillas de la manzana, se divide en cuartos y se corta en finas rodajas. Se corta el apio en rodajas muy finas. Se mezclan los dos ingredientes y el yogur y la nata aparte, que se echará sobre la mezcla inicial.

Arroz al horno

- *3 tazas de arroz*
- *2 yemas de huevo*
- *1 cucharadita de vainilla*
- *½ vaso de agua extra*
- *6 tazas de agua*
- *10 pellas de mantequilla*
- *1 taza de dátiles cortador*

Se hierven las seis tazas de agua, se añade el arroz lentamente y se deja cocer hasta que esté tierno. Se mezclan el arroz cocido, los dátiles, las yemas de huevo y la vainilla y se remueve enérgicamente. Se extiende la mezcla en una fuente para el horno y se añaden por encima las pellas de mantequilla. Se agrega algo de agua extra si la mezcla parece que le falta líquido. Se deja cocer a 180 °C durante quince minutos. Sírvelo con sirope de frutas.

Postre armenio

- *1 aguacate*
- *1 taza de dátiles*
- *1 taza de pasas*
- *miel*

Se corta un aguacate por la mitad y se quita el hueso. Se dejan en remojo algunos dátiles y pasas, se escurren y se mezclan con un poco de miel y se calienten ligeramente. Se vierte el aguacate por encima y se sirve inmediatamente.

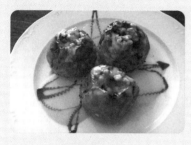

Manzana al horno
- *1 manzana verde*
- *1 cucharada de pasa sultanas*
- *½ cucharada de mantequilla*
- *una pizca de canela*
- *agua*

Se quitan las semillas de la manzana, se rellena con pasas, se añade encima mantequilla y canela. Se pincha la piel por el centro para evitar que reviente. Se deja cocer en dos centímetros de agua en una bandeja del horno a 220 ºC durante treinta y cinco minutos. Sírvela fría con crema de frutos.

Crema de frutos secos
- *½ taza de anacardos desmenuzados*
- *½ cucharadita de vainilla*
- *agua*

Se baten los ingredientes añadiendo agua gradualmente hasta conseguir la textura de una crema espesa.

Macedonia tropical
- *papaya*
- *naranja*
- *piña*
- *frutas de la pasión*

Se cortan todos los ingredientes y se mezclan. Sírvelo con unas semillas de girasol o coco molido o requesón.

Macedonia exótica
- *papaya*
- *plátano*
- *dátiles*
- *mango*
- *uvas*

Se cortan la papaya y el mango en cubitos y se mezclan, agregando encima las uvas y los dátiles, cortados finamente. Se corta el plátano en rodajitas y se decora la ensalada.

Muesli
- *1 cucharada de copos de arroz*
- *1 cucharada de coco rallado*
- *1 cucharada de pasas*

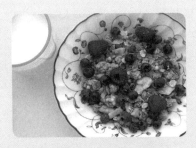

- *una pizca de canela*
- *1 taza de frutas en rodajas (manzana, uvas, frambuesa etc.)*
- *½ taza de zumo de manzana o de uva*

Se dejan en remojo los copos de arroz en zumo de manzana o de uva al menos una hora o si es posible toda la noche. Se añaden entonces los ingredientes restantes y se mezclan bien.

Infusión de perejil y apio

- $\frac{1}{2}$ taza de perejil cortado
- $\frac{1}{2}$ de apio cortado
- 1 taza de agua

Se mezclan todos los ingredientes y se llevan a ebullición lentamente. Se deja cocer a fuego lento durante uno o dos minutos. Tamizar.

Postre de requesón y frutas

- 2 tazas de requesón fresco
- 1 cestito de fresas, arándanos, o frambuesas

Se bate el requesón y se mezcla con las frutas durante un minuto. Se sirve con fruta fresca.

Macedonia cosmopolita

- papaya
- manzana
- pera

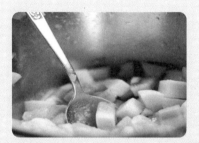

- fruta de la pasión o papaya
- arándanos

Se corta toda la fruta en trozos muy pequeños para que resulten fáciles de masticar. Se conserva el jugo para añadir al final y se adereza con un poco de azúcar. Se añaden uvas enteras para embellecer el resultado.

Otros títulos de **Vital**

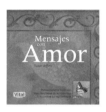

Mensajes con amor. Susan Jeffers

Este libro nos ofrece una colección de afirmaciones positivas
para la práctica diaria que nos permitirán eliminar miedos
y temores y afrontar cualquier situación con serenidad.
A través de ellas podemos reeducar nuestra mente, eliminar de
ella toda la negatividad que nos mantiene prisioneros
y nos impide liberar nuestro potencial para crearnos a
nosotros mismos y vivir la vida que deseamos y merecemos.

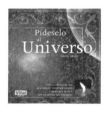

Pídeselo al Universo. Bärbel Mohr

Un manual para aprender a interpretar las señales que nos en-
vía el Universo. Cada vez hay más personas que perciben con
toda claridad la voz de su intuición. Para poder escuchar la voz
interior resulta suficiente con un poco de entrenamiento, recos-
tarse unos minutos, respirar adecuadamente y percibir el propio ser y el contacto con el Universo. Porque si uno es feliz,
puede tenerlo todo y no necesitar nada.

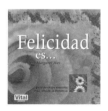

Felicidad es… Margaret Hay

Sumérgete en las pequeñas páginas de este libro, en él encon-
trarás reflexiones que te acogerán, tranquilizantes. Tómate tu
tiempo. Coge el libro, cierra los ojos, respira y ábrelo al azar por
cualquier parte, vuelve a abrir los ojos, lee con atención y tó-
malo como punto de partida. Te ayudará en tus decisiones. Muchos buscan la felicidad sin saber que ésta se construye día a
día, minuto a minuto, disfrutando de todo lo que se nos presenta en cada instante.

Otros títulos de Vital

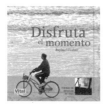

Disfruta el momento. Raphael Cushnir

Sucede, muchas veces, que ante situaciones difíciles, nos encerramos en nuestro propio caparazón y nos blindamos al exterior. En ese momento perdemos buena parte de la energía que nos permite crecer y madurar como seres humanos. Para evitar estas situaciones este libro nos enseña de qué modo volver a disfrutar de la vida y del entorno que nos ha tocado vivir.

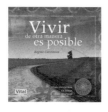

Vivir de otra manera es posible. Regina Carstensen

Cómo podemos simplificar nuestra vida y hacer que nos sintamos más libres? Gracias a las innumerables propuestas de este libro, que ha sido un gran éxito de ventas en Alemania, aprenderemos a decir *no*, a liberarnos de los sentimientos de culpa y a encontrar el equilibrio en nuestra rutina laboral, consiguiendo así encontrar el tiempo necesario para disfrutar de la alegría de vivir.

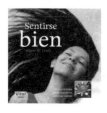

Sentirse bien. Wayne W. Lewis

El autor de este libro nos propone un fascinante acercamiento a lo más recóndito de nuestra mente, de nuestro cuerpo y de nuestro espíritu con el fin de sacar a la luz toda aquella energía inconsciente que se esconde tras nuestros actos.

Otros títulos de **Vital**

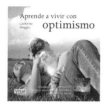

Aprende a vivir con optimismo. Catherine Douglas

Este libro nos presenta un resumen de las más eficaces ideas y consejos para alcanzar las metas que nos propongamos.La autora nos enseña cómo motivarnos aplicando las técnicas del pensamiento positivo, desarrollo de la autoestima, afirmaciones, visualizaciones, autosugestión, etc. Catherine Douglas nos ahorra teoría y va directamente a lo práctico, aportando consejos que pueden aplicarse de manera inmediata.

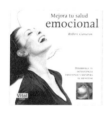

Mejora tu salud emocional. Robert Cameron

Este libro trata ante todo de ti. Está centrado en tus emociones, en tu aptitud individual para crear una fuerte autovaloración para aumentar gradualmente tu autoestima. A través de las afirmaciones que te propone, puedes aprender a expresar sentimientos, a disfrutar de tu propia compañía y a actuar espontáneamente. Una guía muy práctica diseñada como un viaje en el que podrás abordar los momentos en que has modelado tu personalidad, tu representación de la realidad y la forma en que ésta se proyecta hacia los demás.

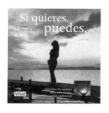

Si quieres, puedes. Daniel y Patricia Day

Los autores han conseguido con esta obra que miles de personas vuelvan a confiar en sí mismas. Los autores nos proponen numerosos ejercicios de meditación, afirmaciones y consejos que te ayudarán a confiar en tu sabiduría intuitiva y también a mejorar emocional y espiritualmente para conseguir una vida más intensa y sobre todo, feliz.

Otros títulos de **Vital**

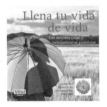

Llena tu vida de vida

¡Lo mejor que se ha dicho y escrito en el ámbito de la superación personal! He aquí un conjunto de citas inspiradoras y positivas que son algo más que meras palabras, son sabias reflexiones sobre valores universales como el amor, la amistad, la felicidad o la sabiduría y que pueden servirte en cualquier ocasión para potenciar tu entusiasmo, tu pasión y tu compromiso con la vida.

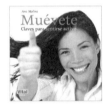

Muévete. Claves para sentirnos activos. Ana Molina

¡Cambia de actitud! ¡Entra en acción potenciando tus recursos personales! Este es un manual práctico para estar activo en tu día a día. Mediante sencillos consejos conseguirás cambiar tu actitud y convertirte en una persona emprendedora y llena de energía. Además, te proporcionará una nueva visión de tu entorno laboral que te otorgará mayor libertad y la posibilidad de invertir en tu futuro.